UNE AUTRE FAÇON DE CONCEVOIR LA MALADIE

5-7, rue de l'Ecole polytechnique, 75005 Paris

http://www.librairieharmattan.com
diffusion.harmattan@wanadoo.fr
harmattan1@wanadoo.fr

ISBN : 978-2-296-11922-2
EAN : 9782296119222

Dr Jacky THOUIN

UNE AUTRE FAÇON DE CONCEVOIR LA MALADIE

L'Harmattan

Du même auteur :

Vers une nutrition parfaite, Éditions Médicis, 2004.
Nos hormones et la santé, Éditions Médicis, 2005.

INTRODUCTION

Et si le docteur Knock avait raison en disant que « *Tout homme bien portant est un malade qui s'ignore* » ? Voici ce que l'on peut craindre dans un proche avenir si l'on ne parvient pas à enrayer la progression alarmante des maladies. C'est l'un des grands défis du XXIème siècle. À cet égard, les chiffres 2007 de la Caisse nationale d'assurance maladie, qui font état d'une augmentation régulière des affections de longue durée, n'ont pas de quoi rassurer car cette évolution dépasse largement les prévisions relatives à l'accroissement et au vieillissement de la population.

Si rien ne change, il faut s'attendre à une dégradation encore plus rapide de la santé des nouvelles générations qui, contrairement aux anciennes, n'échappent ni à la malbouffe, ni à la pollution, ni aux autres méfaits à retardement de l'occidentalisation au cours de leur enfance et avant même de venir au monde.

Le recul de l'espérance de vie auquel on assiste actuellement n'est-il pas là pour en témoigner ? Si, comme le prouvent les rapports publiés en 2007 et 2009 par la DREES (Direction de la recherche, des études, de l'évolution et des statistiques) sur l'état de santé de la population, l'espérance de vie des Français a globalement augmenté de 3 ans pour les hommes et de 2 ans pour les femmes en une décennie, cette évolution apparemment favorable est surtout le fait de l'allongement de la durée de vie aux âges élevés, et est donc à mettre sur le compte des plus de 65 ans. Nos centenaires d'aujourd'hui cachent donc une réalité bien moins réjouissante qu'il n'y paraît, comme le laisse supposer la diminution toute récente de l'espérance de vie notée pour la première fois chez les femmes, passant de 84,4 en 2007 à 84,3 ans en 2008 (publication de l'INSEE).

Mais pourquoi une telle évolution de notre état de santé ? Et quelle est l'origine profonde des maladies de civilisation ? À ces questions fondamentales, la science apporte de nouvelles réponses, qui bouleversent notre conception de l'inné et de l'acquis, et avec elle notre vision de la santé et de la prévention. Et s'il fallait remonter très loin dans l'enfance ou dans l'histoire familiale pour comprendre pourquoi tous les individus ne sont pas logés à la même enseigne ! C'est ce que nous allons découvrir, preuves scientifiques à l'appui.

Lorsqu'on aborde le problème de l'origine des maladies, on ne peut s'empêcher de penser aux personnes de son entourage qui n'avaient apparemment aucune raison de tomber malades prématurément, parce qu'elles appartenaient à une famille indemne de toute pathologie grave et qu'elles avaient un mode de vie apparemment sain. Des critères qui représentent, aux yeux de beaucoup d'entre nous, les conditions suffisantes d'une bonne santé. Mais celle-ci n'est pas seulement une histoire de loterie et de comportement.

L'autre façon de concevoir la maladie, c'est de voir plus loin que les gènes et que le style de vie adulte. Et l'épigénétique nous y invite. Ce domaine scientifique en plein essor nous plonge dans l'univers de la plasticité et de la mémoire biologiques, au travers de deux concepts révolutionnaires et complémentaires que sont l'héritage environnemental et la programmation développementale, où l'environnement (au sens large du terme) occupe le devant de la scène par rapport à la génétique. Les arguments accumulés obligent d'ores et déjà à admettre que notre capital-santé est modulé par des évènements précoces et transgénérationnels.

Au fur et à mesure que leur compréhension progresse, on s'aperçoit que la plupart des maladies ne sont que les différentes facettes d'un même problème. Pour preuve, elles partagent grossièrement le même déterminisme biologique, ou presque. D'ailleurs, un diabétique et un cardiaque ne sont-ils pas plus sujets à la dépression, et un dépressif n'a-t-il pas plus de risque de devenir diabétique ou cardiaque ? Beaucoup de problèmes de santé d'apparence banale ne sont-ils pas non plus le signe avant-coureur d'une maladie plus grave, comme on le voit pour le système cardiovasculaire avec la gingivite, la migraine, les calculs biliaires, le glaucome, les apnées du sommeil ou même le syndrome des jambes sans repos ?

Il est donc logique d'envisager le problème de façon globale, les quelques rares contre-exemples n'étant là que pour confirmer la règle.

Personne ne peut contester l'importance des facteurs de risque présents à l'âge adulte dans l'apparition d'une maladie. Mais cela ne suffit pas pour beaucoup d'entre nous. Car s'il est bien admis que la maladie ne s'exprime cliniquement qu'après une très longue phase d'« incubation », pouvant atteindre plusieurs décennies – y compris dans le cancer –, le fait qu'elle traduise une fragilité mise en place très tôt dans la vie est en revanche méconnu. Et pourtant, les modèles expérimentaux montrent que la plupart des dysfonctionnements d'organes sont présents dès la naissance, alors que la maladie elle-même n'apparaitra qu'à l'âge adulte. C'est le cas chez les individus dont la mère a souffert d'obésité ou d'un simple excès de cholestérol ou de glucose pendant la grossesse, et qui développent de ce fait plus souvent un accident cardiovasculaire.

Tant que l'organisme est dans sa phase de construction, les prédispositions aux maladies peuvent encore évoluer. Alors que nous n'étions qu'un enfant, un fœtus ou même un embryon, des évènements perturbateurs ont pu compromettre d'un coup notre développement et notre destinée. Dans certains cas, ces effets à long terme semblent aussi marqués qu'un facteur de risque présent à l'âge adulte, au point par exemple qu'un petit poids de naissance s'avère aussi dangereux pour les vaisseaux que le fait de fumer plus tard dans sa vie.

D'ailleurs, les preuves *a posteriori* de l'intervention du passé ne manquent pas. À côté des séquelles biologiques qu'une simple prise de sang peut mettre en évidence, nos mensurations trahissent à la fois les conditions de vie dont nous avons bénéficié au cours de notre développement et notre risque de maladie. Notre propension à être gros par exemple, qui conduit à la plupart des problèmes de santé, est d'autant plus marquée que notre mère a été elle-même enrobée, malnutrie, stressée ou exposée à des produits chimiques pendant sa grossesse (172, 242). D'autres relations de ce type ont été découvertes avec la taille adulte (pour les principaux cancers), la longueur des bras et des jambes (pour la maladie d'Alzheimer), la longueur des doigts (pour les ovaires polykystiques), les empreintes digitales (pour le diabète) et même le volume des seins chez la femme (pour le cancer du sein).

En opposition avec les lois classiques de l'hérédité, l'idée que l'environnement subi par l'un d'entre nous puisse avoir des conséquences sur la santé de ses descendants, en dehors d'un simple partage du mode de vie, fait son chemin. Elle est le fruit de données scientifiques récentes, qui remettent au goût du jour la théorie transformiste de Jean-Baptiste Lamarck (1744-1829), naturaliste français qui envisageait voici deux siècles la possibilité que la pression de l'environnement fût à l'origine de nouveaux caractères et que ceux-ci pussent être transmis aux générations suivantes.

Nous aurions donc une vision trop individualiste de la maladie, et de la santé en général, en considérant que ce qui peut nous arriver dans la vie ne risque pas de rejaillir sur nos descendants. En fait, chacun d'entre nous n'est apparemment que l'un des maillons d'une longue chaîne intergénérationnelle.

Envisager ainsi l'origine lointaine de la santé pourrait laisser croire que tout est joué d'avance. Pourtant, il n'en est rien. Cette conception n'est pas aussi déterministe que celle de la génétique, puisqu'on peut théoriquement changer le cours de la vie en intervenant dès le développement, voire même en partie à l'âge adulte. D'autant que la relation entre la vie précoce et le risque de maladie plus tard dans la vie ne passe pas uniquement par des effets biologiques directs mais aussi par des changements de comportements, notamment alimentaires.

L'approche épigénétique, qui complète le modèle génétique plus qu'elle ne le contredit, a surtout le mérite de poser de vraies questions de santé publique et de dépasser les limites actuelles de la prévention, basée essentiellement sur les changements de style de vie à l'âge adulte.

L'heure n'est-elle pas venue d'envisager une prévention « développementale », et pourquoi pas « transgénérationnelle » ?

LA RÉVOLUTION ÉPIGÉNÉTIQUE

NOUS NE SOMMES PAS QUE DES GÈNES

Qui que nous soyons, nous avons 99,5 % de nos gènes en commun ! Et c'est comme ça pour tous les individus de la planète. Autant dire qu'en comparant simplement nos ADN, nous ne nous distinguons les uns des autres que par une toute petite partie du génome, dont les variations ont été acquises très progressivement au cours de l'évolution, puis transmises de génération en génération.

Ces différences ne sont pas assez significatives pour leur attribuer une responsabilité dans la progression épidémique des maladies. Il est inconcevable que cette évolution soit due à un changement rapide de la susceptibilité génétique, d'autant qu'elle ne respecte pas les lois classiques de l'hérédité. De plus, la majorité d'entre nous possède à la fois des gènes de prédisposition et d'autres de protection, de sorte qu'il est difficile d'imaginer la présence concomitante de tous les variants à risque chez un nombre important d'individus. Même les vrais jumeaux, malgré la similitude de leur ADN, n'ont pas des risques superposables de tomber malades : si l'un d'entre eux devient diabétique par exemple, la probabilité pour que l'autre le soit aussi ne dépasse pas 50 %, et cette concordance atteint péniblement 40 % dans la maladie d'Alzheimer.

Dans la plupart des maladies chroniques, la proportion de cas héréditaires liés à des mutations génétiques ne dépasse pas les 5%. Comment expliquer alors qu'elles aient explosé depuis quelques décennies, et en particulier que le nombre de nouveaux cas de cancer découverts chaque année en France ait doublé en 25 ans, passant de 180.000 en 1980 à

320.000 en 2005, de même que le diabète en seulement une décennie ?

Habituellement, la maladie survient sans que des proches n'en aient été victimes. Même la maladie d'Alzheimer, trop souvent perçue comme d'origine purement génétique, apparaît dans ce contexte sporadique dans au moins 90 % des cas.

Pour autant, le fait d'avoir un ou plusieurs membres de sa famille atteints d'une maladie donnée ne signifie pas forcément que celle-ci ait un caractère génétique. Dans le cancer du sein, par exemple, 8 femmes malades sur 9 n'ont aucun équivalent chez la mère, la sœur ou la fille, alors que la plupart des femmes ayant des antécédents familiaux resteront indemnes de la maladie durant toute leur vie. Qui plus est, 60 à 80% des formes familiales de cancer du sein surviennent en l'absence de toute mutation héréditaire, et parmi les femmes ayant malheureusement hérité d'une mutation dite « à haut risque », un tiers d'entre elles ne développera jamais la maladie.

L'excès de risque lié aux antécédents familiaux de premier degré (parent, frère ou sœur) peut également avoir une origine épigénétique. Nous verrons en effet que la transmission d'informations d'origine parentale n'est pas l'apanage des gènes et de leur séquence. Des informations acquises au cours du développement peuvent voyager à travers les générations, de façon beaucoup plus systématique que ne l'autorisent les lois de la génétique classique, créant ainsi une prédisposition après que l'individu a été conçu. Nombres d'histoires familiales, dans lesquelles aucune mutation anormale n'a pu être identifiée, répondraient à ce schéma. De surcroit, on ne peut s'empêcher d'étendre la notion d'antécédents familiaux au passé ancestral dans son ensemble, et non à la seule condition d'avoir été malade : la moindre expérience vécue par nos ancêtres semble suffisante pour nous fragiliser à tout jamais.

Sans surprise, les études tendent à extrapoler ce « scénario » pathologique à la plupart des maladies. À titre d'exemple, une famille peut être massivement touchée par le diabète lorsqu'une mère a eu une hyperglycémie pendant sa grossesse, prédisposant du même coup ses enfants à devenir prédiabétiques plus tard dans leur vie, et conduisant surtout sa ou ses filles – une fois devenues adultes – à léguer à leur tour ce profil métabolique anormal à leurs enfants... et ainsi de suite jusqu'à ce que la maladie prenne une allure génétique trompeuse (1). D'ailleurs, chez les familles de diabétiques, où les cas s'avèrent plus nombreux du côté maternel, le risque d'être atteint est plus élevé pour les descendants qui sont nés après l'apparition du diabète chez la mère que pour les frères et sœurs nés avant ce diagnostic (55).

Le dogme génétique a contribué à sous-estimer la part environnementale du déterminisme des maladies. Longtemps relégué au rôle de facteur déclencheur, l'environnement a pourtant la capacité d'initier un problème de santé lorsqu'il agit tôt dans la vie. Pour reprendre le cas du diabète, le fait que la maladie se transmette plus facilement lorsque c'est la mère qui est diabétique – plutôt que le père – illustre l'importance de l'environnement intra-utérin, alors que la parité serait de mise si l'origine était purement génétique (72). Une prédisposition peut donc apparaître là où les gènes sont hors de cause, après que l'individu a été conçu, simplement parce que les expériences précoces modifient l'activité future du génome (93, 202).

L'importance de l'environnement s'impose lorsqu'on analyse les variations géographiques de l'incidence des maladies.

Le fameux gradient nord-sud, calqué sur le niveau d'exposition au soleil et le mode d'alimentation, pourrait bien refléter en partie des différences d'environnement précoce d'une population à l'autre. De quoi expliquer par exemple la fréquence record de cancers de la prostate, d'accidents cardiovasculaires, d'affections inflammatoires de l'intestin, de diabète de type 1 et d'ostéoporose que connaît la Scandinavie, alors que les pays méditerranéens sont traditionnellement épargnés.

Pour les mêmes raisons, le fait d'émigrer dans un autre pays que le sien modifie plus ou moins le risque de maladie selon l'âge auquel ce changement intervient. À l'âge adulte, c'est surtout la descendance qui en pâtit. Parmi les exemples les plus démonstratifs de ces effets migratoires, on connaît l'augmentation du nombre de cancers du sein ou de la prostate chez les Japonais qui ont émigré aux États-Unis, le plus grand risque d'accident cardiovasculaire, de diabète et de cancer chez les esquimaux qui se sont installés au Danemark, ou les nombreux cas de diabète de type 1 chez les Pakistanais qui ont été transplantés en Angleterre. En revanche, si un individu a migré dans l'enfance, son risque se rapproche de celui du pays d'accueil – détail qui plaide en faveur de l'hypothèse de la programmation précoce des maladies. Plusieurs études, réalisées chez de vrais jumeaux finlandais dont l'un est parti vivre en Suède à l'adolescence – là où l'incidence de la maladie coronaire est plus faible – montrent que celui qui reste en Finlande a plus de risques de développer un problème coronarien au cours de sa vie. Parfois même, l'impact dépend plus des circonstances intra-utérines et périnatales que de l'enfance elle-même. Au Danemark par exemple, pays où l'incidence du cancer du testicule est parmi les plus élevées au monde, on a remarqué que les immigrés conservent le niveau de risque correspondant à leur pays d'origine, même s'ils sont arrivés avant l'âge de 10 ans, alors que leurs fils s'alignent sur les Danois de souche (170).

Même pour les maladies considérées classiquement comme essentiellement génétiques, la contribution de l'environnement semble de plus en plus importante.

C'est en comparant le profil d'histocompatibilité HLA (*Human Leucocyt Antigens*) de deux groupes de personnes atteintes de diabète de type 1 que des chercheurs ont eu la surprise de constater que le pourcentage d'individus génétiquement prédisposés à la maladie n'était plus « que » de 35 % pour les cas diagnostiqués entre 1985 et 2002, alors qu'il atteignait 47 % pour les diabétiques dépistés 50 ans plus tôt (87) : en d'autres termes, cette variété auto-immune du diabète se voit de plus en plus souvent chez des individus n'ayant aucun terrain génétique à risque, alors que parallèlement, l'environnement précoce s'affirme comme l'une des clés du problème, à travers l'alimentation, l'exposition à la pollution et aux agents infectieux dans l'enfance, mais aussi à travers le poids de naissance, le type d'accouchement et même l'âge des parents au moment de la conception (98).

Il n'y a pas de raison que la part croissante de l'environnement ne soit pas en cause dans la plupart des maladies. À titre d'exemple, on a récemment constaté que la concordance pour la sclérose en plaques a fortement augmenté entre faux jumeaux (dont le code génétique est différent), en l'espace de seulement 20 ans, alors qu'elle est restée stable entre vrais jumeaux pendant le même temps (127).

PLASTICITÉ ET MÉMOIRE ÉPIGÉNÉTIQUES

Jusqu'au début des années 1990, la conception du vivant se référait essentiellement au modèle génétique classique, établi par Gregor Mendel en 1865 à partir des expériences sur les pois, et enrichi un siècle plus tard par la description de l'ADN. Considérant ce dernier comme l'unique support de l'hérédité, cette vision réfutait l'idée qu'un changement de l'environnement pût faire apparaître des anomalies ciblées sur les gènes, et plus encore que celles-ci pussent être transmises aux générations suivantes. En d'autres termes, la séquence immuable de nos gènes représentait « le grand livre de la vie », où toute notre destinée était écrite et où la maladie n'était que la représentation d'une prédisposition génétique révélée par nos conditions de vie.

Mais ce dogme fataliste, qui n'a fourni aucune explication concluante à l'épidémie actuelle des maladies chroniques, est aujourd'hui dépassé. À partir du seul génome, il est en effet impossible de prédire la destinée d'un être humain. L'existence d'un autre support du fonctionnement des gènes et de l'hérédité est donc devenue une évidence pour matérialiser nos capacités d'adaptation rapide au milieu et de transmission de ces informations aux descendants. Car les gènes ne sont pas inertes : ils interagissent avec l'environnement, pouvant ainsi être activés ou désactivés en l'absence de tout défaut génétique majeur. La malbouffe, le stress, la pollution, le tabac et l'alcool sont autant de facteurs qui modulent l'expression des gènes selon un mécanisme épigénétique, et ce à tout âge.

L'autre façon de concevoir la maladie, et plus globalement la complexité du vivant, c'est donc celle de l'épigénétique, qui confère à nos gènes le pouvoir de se souvenir des changements de l'environnement. De là, émerge l'idée que notre façon de vivre affecte non seulement le fonctionnement de nos propres gènes mais aussi celui de notre descendance. On commence ainsi à admettre la pertinence du point de vue de Lamarck (1744-1829), qui soutenait l'existence d'une « hérédité des caractères acquis », plus d'un demi-siècle avant la théorie de Darwin (1809-1882).

Avant que la notion d'épigénétique ne voie le jour, le philosophe Aristote (384-322 Av J.C.) avait déjà établi les prémices de cette discipline en proposant le concept d'épigenèse. Sous ce terme, il postulait que l'embryon se construit de façon progressive à partir d'une forme rudimentaire, et non comme un adulte en miniature, préformé dès le départ.

C'est dans les années 1940, avant même la découverte de l'ADN, que le terme d'épigénétique fut introduit par le généticien Conrad Waddington (1905-1975), qui qualifiait ainsi les mécanismes permettant de passer du génotype (le patrimoine) au phénotype (le caractère visible). Le concept sera ensuite modernisé dans les années 1970, au cours desquelles Gladys Friedler, professeur de biologie à l'université de médecine de Boston, réussira à perturber le comportement de rats après avoir exposé leur père à de la morphine, comme s'ils avaient été eux-mêmes en contact direct avec la substance au cours de leur vie intra-utérine : le caractère non mutagène de cette substance imposait l'idée d'un mécanisme épigénétique, laissant le génome intact.

En réalité, l'essor de l'épigénétique a surtout commencé dans les années 1990, en parallèle avec les travaux de l'épidémiologiste David Barker sur l'origine fœtale des maladies adultes.

Essayons maintenant de comprendre comment l'épigénétique orchestre les relations entre le passé et les maladies survenant à l'âge adulte ! Et pour commencer, comment ça marche et à quoi ça sert ?

Plantons avant tout le décor ! Bien que nous soyons au niveau des chromosomes, les interactions moléculaires dont il est question ici ne concernent pas directement le gène mais sa périphérie – « épi » signifiant « autour de ». Les marques épigénétiques sont matérialisées par de toutes petites molécules (méthyle, acétyle,...) qui se fixent à la surface de l'ADN ou des protéines qui l'entourent. Grâce à la flexibilité de l'ADN, cet étiquetage chimique varie quantitativement tout au long de la vie, de manière provisoire ou définitive, sous l'effet de l'environnement.

La notion d'épigénétique est intimement liée à celle d'expression du génome, qui détermine ce que nous sommes. Elle regroupe l'ensemble des phénomènes qui changent l'activité des gènes à partir d'une même séquence d'ADN. Selon qu'ils sont plus ou moins méthylés, acétylés,..., les gènes sont plus ou moins accessibles aux facteurs qui permettent de lire la séquence de leur ADN et de produire les protéines, et sont ainsi soit stimulés soit inhibés. La métaphore habituellement utilisée compare nos marques épigénétiques à des « interrupteurs » qui déterminent la tâche que chacune de nos cellules doit accomplir en fonction de sa spécialisation : un effet « *on-off* » qui peut être provisoire ou permanent. Toute cette machinerie est donc le support de l'identité cellulaire, qui rappelons-le, repose sur un fonctionnement sélectif de certains gènes : un globule rouge, un neurone et une cellule souche, ou l'un des 250 autres types cellulaires, ont en effet des activités biologiques très différentes, tout en partageant le même génome.

Chez la souris, le célèbre variant Avy (*Agouti viable yellow*) du gène Agouti, dont dépend la couleur du pelage, engendre toute une gamme de caractères différents selon le niveau de méthylation de son ADN : les souris qui naissent ainsi jaunes, brunes ou de couleur intermédiaire possèdent pourtant toutes le même gène.

L'empreinte épigénétique est indispensable à la construction de l'individu. Sans elle, point de développement intra-utérin ! À tel point que lorsqu'un embryon est privé de son environnement naturel, autrement dit celui de la mère – ce qui arrive lors d'une fécondation *in vitro*, où l'embryon évolue initialement en éprouvette –, l'absence de reprogrammation épigénétique peut nuire à la santé future de l'individu à naître. D'ailleurs, les 19.000 enfants qui naissent chaque année grâce aux méthodes d'assistance médicale à la procréation, représentant 2% des naissances, ont moins de méthylation au niveau de leur ADN que ceux qui ont été conçus *in vivo*, et sont plus sujets aux maladies métaboliques et cardiovasculaires plus tard dans leur vie (45, 118).

Dès le départ, chacun d'entre nous possède ses propres marques épigénétiques, dont il a hérité de ses parents en même temps que le programme génétique. Il existe en effet une véritable hérédité épigénétique, qui s'ajoute à celle véhiculée par les gènes eux-mêmes. C'est la raison pour laquelle les vrais jumeaux ont moins de différences de méthylation que les faux.

À partir du moment où des informations épigénétiques affectent les cellules sexuelles destinées à la reproduction, elles peuvent se transmettre de génération en génération, comme n'importe quelle mutation. Tout évènement survenu durant la vie d'un individu peut donc influencer la santé de sa descendance, à condition bien sûr d'avoir lieu avant l'acte géniteur ; qui plus est, les cellules germinales apparaissant dès la période intra-utérine, des signaux transgénérationnels peuvent prendre naissance très tôt dans la vie d'un individu.

Déjà connue chez les plantes, l'existence d'un tel héritage a été mise en évidence chez l'animal, essentiellement au niveau toxicologique. Une multitude d'études expérimentales chez le rongeur prouve que les défauts de méthylation induits par un produit chimique sont capables de se propager d'une génération à l'autre. Une équipe de l'INSERM a même découvert que le transfert d'informations épigénétiques pouvait parfois se passer du gène lui-même : chez la souris, une telle paramutation peut pourtant influencer la couleur du pelage ou le développement du cœur (200, 258).

Contrairement à ce que l'on croyait jusqu'alors, les traces épigénétiques portées par les chromosomes du père et de la mère ne s'effacent pas complètement au moment de la rencontre de l'ovule et du spermatozoïde. Certes, la plupart des gènes sont de nouveau reprogrammés au moment de la reproduction, opération censée remettre les « compteurs à zéro » pour effacer toute trace de différenciation. Mais certains gènes y échappent, conservant alors l'empreinte épigénétique du passé, point de départ d'éventuels effets transgénérationnels : c'est ce qu'on appelle l'empreinte génomique, déjà connue chez les plantes et les animaux depuis les années 1970-1980. Détail crucial, ces phénomènes s'effectuent surtout au cours de la vie intra-utérine, au moment où les ovaires et les testicules fabriquent les cellules qui deviendront plus tard les ovules et les spermatozoïdes.

Chacun d'entre nous est dans un état épigénétique qui lui est propre et qui évolue en permanence en fonction de l'environnement. Ce caractère dynamique contraste avec l'aspect figé du génome. Chez la femme en tout cas, on a montré que son profil de méthylation varie avec la taille qu'elle affichait à sa naissance, l'âge qu'elle avait à sa puberté et à sa première maternité, mais aussi avec les habitudes tabagiques qu'avait sa mère pendant la grossesse (247).

Des transformations épigénétiques peuvent donc survenir dès les premiers stades du développement et en influencer la trajectoire. En modifiant simplement la méthylation d'un gène, l'alimentation d'une souris gravide est capable de changer la couleur du poil qu'auront ses petits. Dans l'espèce humaine, le simple fait de naître par césarienne suffit à augmenter la méthylation de certains gènes – ainsi réprimés – chez le nouveau-né : une modification qui pourrait expliquer la fréquence avec laquelle les individus nés de cette façon sont touchés par l'asthme, le diabète de type 1 ou la leucémie (218).

Le profil épigénétique se modifie avec l'avancée en âge, de manière homogène au sein d'une même famille. En vieillissant, nos gènes sont en particulier de moins en moins méthylés (32). Même les vrais jumeaux présentent des différences épigénétiques, surtout lorsqu'ils sont séparés l'un de l'autre ou qu'ils vivent des expériences distinctes (76, 198).

Parmi les facteurs environnementaux qui influencent notre état épigénétique, et partant, l'activité de nos gènes, c'est notre façon de manger qui est en première ligne. Cela tient au fait que de nombreux macro et micronutriments modifient la méthylation de l'ADN ou d'autres marqueurs épigénétiques.

Chez les abeilles, c'est par ce mécanisme que les larves deviennent soit des reines, soit des ouvrières. Alors que leur patrimoine génétique est identique, leur destinée est différente selon qu'elles ingèrent ou non la fameuse gelée royale, dont l'apport nutritionnel est très riche : l'une vit environ 5 ans pendant que l'autre se contente de 40 jours, et c'est la méthylation des gènes qui en décide ainsi.

Beaucoup d'aliments, surtout d'origine végétale (comme les légumes verts, l'avocat et les céréales), contiennent des composés qui interagissent favorablement avec notre état épigénétique. C'est le cas de ceux qui sont riches en méthionine (un des acides aminés essentiels), en vitamine B9 (acide folique) ou en choline, lesquels se comportent dans l'organisme comme des « donneurs de méthyle » : ils empêchent en tout cas l'apparition d'une méthylation aberrante de certains gènes. Les oméga-3, le zinc, le fer, les vitamines C et D interfèrent aussi de cette façon. Certains constituants végétaux plus spécifiques, comme la génistéine, l'épigallocatéchine gallate, l'allicine et le sulforaphane, issus respectivement du soja, du thé vert, de l'ail et du brocoli, réactivent certains gènes qui ont tendance à s'éteindre au cours du vieillissement.

Quoi qu'il en soit, l'énorme influence de la nutrition sur l'activité du génome conforte s'il en était besoin l'importance accordée à l'alimentation tout au long de la vie et tout particulièrement au cours du développement, autrement dit l'alimentation de la femme enceinte et de l'enfant. On sait par exemple qu'un déficit en vitamine B9 durant l'enfance augmente la méthylation de l'ADN au niveau du foie, et que cette anomalie persistera ensuite jusqu'à l'âge adulte.

LE MAILLON MANQUANT DES MALADIES

Parmi les différents mécanismes qui conduisent à la maladie, le modèle épigénétique occupe de plus en plus le devant de la scène. Chaque maladie pourrait ainsi avoir une composante épigénétique. La conception classique du cancer a été la première à être revisité, les mutations génétiques étant des évènements assez rares comparativement aux modifications épigénétiques. Ces dernières sont les plus précoces dans la chronologie des évènements : bien avant de subir des dégâts irrémédiables au niveau de son ADN, notre génome peut changer sa façon de fonctionner à cause d'une erreur épigénétique, qu'on nomme épimutation, au cours de laquelle le nombre de molécules attachées au matériel génétique est devenu excessif ou insuffisant. Ce changement peut réactiver des gènes normalement silencieux ou en mettre d'autres au repos, alors qu'ils sont sensés être actifs : l'hyperméthylation d'un gène « anti-cancer », tel que le BRCA1, peut ainsi déclencher un cancer.

Chez les jumeaux ne souffrant pas de la même maladie, on trouve de nombreuses différences épigénétiques. Une étude autopsique menée par une équipe de l'université de Boston, chez une seule paire de vrais jumeaux n'ayant pas le même risque d'avoir la maladie d'Alzheimer, montre que cette discordance s'explique par des différences épigénétiques (151). Ces deux frères étaient tous les deux ingénieurs chimistes, mais l'un avait été exposé aux produits chimiques et était mort de la maladie à l'âge de 76 ans, alors que l'autre avait connu un environnement différent et était mort d'un cancer de la prostate à l'âge de 79 ans : dans le cerveau de celui atteint de la maladie d'Alzheimer, on a découvert une diminution de la méthylation de l'ADN.

Située surtout au cœur du processus de programmation, qui, comme on verra plus loin, formate très tôt notre santé, l'épigénétique joue un rôle prépondérant dans l'initiation des maladies. Certains gènes, dits « soumis à l'empreinte parentale », sont particulièrement impliqués dans les effets à distance des expositions environnementales précoces. N'importe quel évènement survenu au cours du développement peut changer à tout jamais la manière dont s'expriment les gènes, de sorte qu'en étant mal fabriqué, on est alors plus enclin à tomber malade par la suite (63, 260).

De nombreuses études réalisées chez l'animal prouvent qu'un environnement délétère pendant l'enfance ou la vie intra-utérine, autour de la naissance ou même seulement au moment de la conception, provoque des altérations épigénétiques qui persistent tout au long de la vie et augmentent le risque de maladie à l'âge adulte.

La moindre manipulation alimentaire peut être en cause. Si, au cours de son enfance, un rat voit sa ration de vitamine B9 diminuer, ses gènes sont insuffisamment méthylés au niveau du foie et le resteront jusqu'à l'âge adulte (123). De même, chez la brebis, une carence en vitamines B et en méthionine au moment où elle conçoit ses petits, fait apparaître des changements épigénétiques sur le foie de ces derniers (224).

Les produits chimiques ne sont pas en reste. La plupart d'entre eux agissent sur l'état épigénétique, sans être cancérigènes pour autant. Le fameux distilbène (DES) est connu pour altérer la méthylation au niveau des organes génitaux chez la souris lorsque l'exposition a lieu avant ou juste après la naissance ; de quoi provoquer notamment des cancers (139, 214). Un autre perturbateur endocrinien, le bisphénol A (BPA), largement répandu dans l'environnement, perturbe lui aussi le profil épigénétique de certains gènes après un contact périnatal : à faibles doses, chez le rat, il favorise l'apparition d'un cancer de la prostate à l'âge adulte (104).

Ce type de séquelle biologique a même été mis en évidence dans l'espèce humaine.

Une importante étude comparative de l'ADN chez des frères et sœurs d'une soixantaine d'années montre que les individus qui ont été conçus pendant la période de famine en Hollande, à la fin de la seconde guerre mondiale, ont gardé la trace épigénétique de cet évènement prénatal dans leurs chromosomes : il y a beaucoup moins de méthylation chez ceux dont la conception s'est faite durant la famine que chez ceux qui ont été conçus juste avant celle-ci et exposés de ce fait seulement en fin de vie intra-utérine (99, 250). En revanche, pour ceux qui n'ont subi cet « hiver de la faim » qu'au moment de l'adolescence, les changements épigénétiques observés s'avèrent plus favorables puisqu'ils diminuent leur risque de cancer colorectal plus tard dans la vie (106).

Plus récemment, chez de jeunes new-yorkais dont la mère avait souffert de la pollution urbaine pendant sa grossesse, on a pu établir un lien épigénétique entre l'exposition maternelle aux hydrocarbures aromatiques polycycliques (HAP) et la survenue ultérieure d'un asthme chez l'enfant : plus d'une trentaine de gènes étaient ainsi plus ou moins méthylés selon l'importance de l'exposition (194).

On a également rapporté des modifications de l'étiquetage épigénétique chez les enfants exposés au tabac durant leur vie intra-utérine, et connus par ailleurs pour avoir un mauvais profil métabolique et un risque important d'obésité et de diabète (37).

Parmi les facteurs précoces capables d'avoir un impact à long terme, le comportement maternel adopté juste après l'accouchement a été particulièrement étudié, essentiellement chez le rat (159). Si une mère délaisse ses petits, ceux-ci gardent la trace épigénétique de cette carence affective dans leur cerveau, au niveau du gène impliqué dans la réponse au stress : étant trop méthylé, celui-ci fabrique moins de récepteurs aux hormones du stress et empêche ainsi la contre-régulation qui limite normalement les effets sur l'organisme : *in fine*, les ratons deviennent plus stressés que la moyenne lorsqu'ils atteignent l'âge adulte et développent plus souvent certaines maladies (263). Chez la souris, on obtient des modifications épigénétiques similaires au niveau du gène produisant une hormone qui dicte les comportements sociaux (l'arginine-vasopressine), en séparant les nouveau-nés trois heures par jour pendant dix jours : l'activité excessive du gène en question, liée à la diminution de sa méthylation, entraîne une augmentation de la réactivité au stress à l'âge adulte, ainsi qu'une baisse de la mémoire (169).

Dans l'espèce humaine, des effets comparables ont été observés dans le cerveau d'adultes victimes de suicide et ayant été maltraités dans leur enfance : à l'instar des rats négligés par leur mère après la naissance, l'activité du « gène du stress » est bloquée par un mécanisme épigénétique, ce qui n'est pas le cas des personnes n'ayant pas été maltraitées ou mortes subitement pour une autre raison (158). On arrive aux mêmes résultats chez les enfants dont les mères ont présenté des troubles de l'humeur pendant la grossesse, qu'il s'agisse d'une dépression ou d'une simple anxiété : la méthylation aberrante s'accompagne d'une élévation du cortisol dans la petite enfance, quantifiable dès l'âge de 3 mois (179).

Globalement, on sait que les hommes sont plus sujets aux maladies cardiovasculaires et aux cancers, alors que les femmes le sont davantage aux maladies auto-immunes, à la dépression et à la maladie d'Alzheimer. On envisage de plus en plus que ces écarts de vulnérabilité proviennent de différences épigénétiques acquises au tout début de la vie. On sait en effet que l'influence hormonale propre à chaque sexe conditionne le schéma d'expression des gènes, et ce dès les premières phases du développement.

Les hommes et les femmes ne semblent donc pas programmés de la même manière, ce qui pourrait expliquer d'autre part pourquoi ces dernières sont plus sensibles au mode de vie occidental ? Car malgré une plus grande résistance dès la période périnatale, puisqu'on déplore moins de mort *in utero* et moins de mort subite du nouveau-né chez les filles, et malgré une plus grande longévité, les femmes sont plus sensibles à l'obésité, au tabac, à l'alcool et à la pollution : à poids égal, à consommation égale ou à exposition égale, elles tombent plus facilement malades que les hommes placés dans la même situation. Confrontées par exemple à des kilos en trop, elles souffrent plus facilement de diabète, d'accident cardiovasculaire, d'asthme, de maladie rénale ou même de cancer.

Une fois notre développement terminé, nous dépendons encore et toujours de l'épigénétique. Car même à l'âge adulte, nous continuons à réagir de cette façon à l'alimentation, au stress, aux toxiques et à l'environnement dans son ensemble. En matière de toxicologie, par exemple, on a montré que les travailleurs exposés au trafic automobile, comme les pompistes et les policiers, avaient un ADN anormalement méthylé, de façon similaire à ce qu'on observe dans une forme particulière de leucémie (33).

Dans le cancer, c'est justement ce scénario qui prévaut, dès le tout début de la maladie. Les modifications épigénétiques les plus déterminantes concernent les cellules souches. Des gènes censés nous protéger sont verrouillés par un excès de méthylation, alors que les autres sont pour la plupart désactivés par le phénomène inverse. Une proportion non négligeable de cas de cancers survenant de façon isolée est même uniquement due à l'inactivation épigénétique d'un gène anti-tumeur, comme le BRCA1 dans le cancer du sein ou le MLH1 dans le cancer colorectal.

Le rôle de l'épigénétique dans les autres maladies communes est moins bien défini. On a surtout mis en évidence une diminution globale de la méthylation dans les maladies cardiovasculaires et la dépression.

L'épigénétique est également indissociable des phénomènes transgénérationnels qui menacent notre santé en raison des expériences qu'ont vécues nos ancêtres. Si nos altérations épigénétiques peuvent découler d'un effet direct de l'environnement précoce sur les cellules somatiques (cerveau, foie, pancréas, rein,…), elles peuvent aussi avoir été héritées des parents par les cellules sexuelles. Au même titre que les mutations génétiques, les informations épigénétiques voyagent à travers les générations en passant par ces cellules.

Wolf Reik, professeur de génétique à l'université de Cambridge (Royaume-Uni), a mis en évidence chez la souris que le simple fait d'avoir été conçu par fécondation *in vitro* laissait des altérations épigénétiques qui sont transmises aux générations suivantes. Il en va de même en cas d'exposition à un environnement hyperglycémique ou toxique durant la vie intra-utérine ou juste après la naissance, comme les perturbateurs endocriniens (48, 72).

La notion d'héritage environnemental, qui envisage cette possibilité chez l'homme, a été proposée au milieu des années 1990 par Marcus Pembrey, professeur de génétique clinique à l'Institut de la santé infantile à Londres. Il a travaillé sur la population d'un village suédois nommé Overkalix et soumis à des périodes de famine.

L'épigénétique fournit également un support biologique à la psychogénéalogie, discipline selon laquelle le vécu des ascendants peut affecter à leur insu les descendants. Grâce à Rachel Yehuda, neuropsychiatre au *Mount Sinaï School of Medicine* de New York, on sait par exemple que parmi les survivants de la Shoah et leurs descendants adultes, l'état de stress post-traumatique se transmet plus souvent si l'un des parents en a été atteint – surtout la mère –, ce qui plaide en faveur d'un mécanisme épigénétique (269).

L'impact transgénérationnel des radiations ionisantes illustre lui aussi parfaitement le propos. En effet, curieusement, lorsqu'un parent a été irradié pour le traitement d'une tumeur, il peut prédisposer ses futurs enfants à avoir un cancer en leur transmettant des anomalies de la méthylation de l'ADN, et ce même si l'irradiation était éloignée des organes sexuels, supposant l'existence de réactions épigénétiques agissant à distance sur les spermatozoïdes ou les ovules (17, 243).

L'argument épigénétique est par ailleurs utilisé pour expliquer la flambée des maladies. Le caractère inexorable de celle-ci est en effet disproportionné par rapport à l'amplitude des changements du mode de vie des populations (du moins dans les pays développés), si on l'envisage sous l'angle de la génétique classique. Comme cela a été évoqué pour l'épidémie d'obésité, l'explosion des maladies de civilisation serait due en fait à un phénomène d'« anticipation », par lequel des signaux épigénétiques acquis à l'aube de la vie seraient transmis et surtout amplifiés d'une génération à l'autre. De fait, si nous grossissons de plus en plus ou si nous tombons malades de plus en plus tôt, ce n'est pas seulement de notre faute, mais souvent aussi en raison d'un héritage environnemental.

Comme le prouve le clonage, au cours duquel le noyau d'une cellule différenciée est reprogrammé en celui d'une cellule souche parce qu'on a changé son microenvironnement, les phénomènes épigénétiques sont potentiellement réversibles. Les polyphénols du thé vert, par exemple, sont capables chez l'homme de bloquer la cancérogenèse au niveau de sa prostate en réactivant un gène par la voie épigénétique (190).

Cette propriété laisse entrevoir la possibilité d'un certain « retour en arrière », qu'on exploite déjà dans le traitement de certains cancers (comme celui du poumon et les lymphomes) en utilisant des médicaments spécifiques interférant justement avec la méthylation de l'ADN et l'acétylation des histones. Certains ont même été plus loin en parlant de « réversion » cancéreuse, synonyme de normalisation de la cellule cancéreuse.

Mais peut-on pour autant déprogrammer un individu, autrement dit effacer toutes les mauvaises informations épigénétiques qu'il a acquis aux premiers stades de sa vie ? Ce qui ce conçoit aisément pour les changements moléculaires survenus à l'âge adulte, particulièrement labiles, semble aussi envisageable pour la programmation précoce, au vu des études expérimentales. En intervenant très tôt après la naissance, ou mieux avant, il est possible de minimiser l'impact à long terme d'une mauvaise programmation.

Chez l'animal, on est ainsi parvenu à gommer les conséquences à long terme d'une sous-nutrition, d'un stress ou d'une exposition de la mère à un produit toxique, en administrant au nouveau-né des molécules naturelles intervenant dans les phénomènes de méthylation de l'ADN, comme la vitamine B9 et les phytoestrogènes (62, 64, 257). *A fortiori,* une supplémentation prénatale augmente les chances de succès. Grâce aussi aux vitamines, au sélénium ou au calcium, ou bien encore en limitant l'apport en sodium après la naissance, il est possible d'empêcher à l'âge adulte l'apparition d'une hypertension artérielle, programmée *in utero* sous l'effet d'une mauvaise alimentation maternelle

(238). Enfin, lorsqu'on donne un micronutriment (appelé indole-3-carbinol) présent dans les crucifères à des femelles en pleine gestation exposées à un carcinogène, leurs enfants ne développeront pas de cancer du poumon au cours de leur vie (271).

Il est même possible de rétablir, à l'âge adulte, le profil épigénétique dans le cerveau de rats devenus anxieux à la suite du comportement de leurs mères juste après l'accouchement, et ce simplement en leur administrant de la méthionine, un des acides aminés dont nous avons besoin quotidiennement et qui agit là encore sur la méthylation (262).

La réversibilité des phénomènes épigénétiques pourrait donc un jour être mise à profit pour stopper la progression épidémique des maladies. Chez la souris, en tout cas, on sait d'or et déjà qu'en supplémentant très tôt de façon à modifier le profil épigénétique maternel, on peut bloquer l'aggravation de l'obésité de génération en génération (261).

LE PASSÉ ANCESTRAL

L'HÉRITAGE ENVIRONNEMENTAL

Les données de l'épigénétique prouvent que les membres d'une même famille ne partagent pas uniquement leurs gènes. Ils se transmettent également la trace biologique des expériences qu'ils ont vécues. Du moindre traumatisme à la façon dont ils ont été nourris, ces informations circulent d'une génération à l'autre *via* les cellules sexuelles, aussi bien par la lignée paternelle que par la lignée maternelle. Cet héritage environnemental est la conception moderne de l'hérédité des caractères acquis proposée par Lamarck (1744-1829).

L'impact transgénérationnel de l'environnement dont il est question ici va bien au-delà de l'interaction mère-enfant qui a lieu durant la grossesse, en réponse au milieu intra-utérin. Les expériences vécues par la mère avant d'être enceinte et par les grands-parents contribuent de la même façon à fixer les prédispositions d'un individu. Quant à l'exposition paternelle, ses conséquences ont elles aussi été étudiées, surtout au travers des produits chimiques. Comme le montre l'étude ALSPAC (*Avon Longitudinal Study of Parents and Children*), menée auprès de 14.000 enfants britanniques nés au début des années 1990 et leurs parents, si un père a fumé dans son enfance, avant de commencer sa puberté, ses fils ont une plus forte corpulence à l'âge de 9 ans, ce qui n'est pas le cas chez ses filles : en moyenne, les garçons de pères fumeurs dans l'enfance ont un point de plus sur leur indice de masse corporelle par rapport à ceux dont les pères n'ont jamais fumé (193).

Le fait de modifier l'environnement d'un individu, et seulement le sien, affecte aussi les générations à venir, sans qu'elles soient exposées à la même situation. Lorsqu'on expose une mouche drosophile à la chaleur (37°) au moment de son développement embryonnaire, ses yeux changent de couleur : ils ne sont plus jaunes mais rouges ; et le plus surprenant, c'est que les larves issues de ces mouches ont-elles aussi les yeux rouges, alors qu'elles n'ont pas été exposées au même environnement.

De nombreuses études expérimentales démontrent que de nouvelles caractéristiques acquises précocement ont tendance à se transmettre à la génération suivante, voire plus. Une prédisposition, acquise notamment *in utero* ou dans les premiers mois de vie, peut alors se propager chez les descendants. Les études menées chez l'animal permettent d'analyser le devenir des descendants d'une mère gestante ou allaitante dont on a perturbé l'environnement. Pour cela, on manipule son alimentation, on ligature ses artères utérines destinées au placenta, on élève volontairement son taux de corticoïdes ou on provoque artificiellement un diabète. Ainsi, sur un modèle de rats rendus diabétiques à la suite d'une restriction calorique chez la mère, on note que la génération suivante a elle aussi, et de façon encore plus marquée, les mêmes anomalies du métabolisme glucidique, bien qu'elle ait été nourrie normalement autour de la naissance (195). De même, alors que des rats suralimentés en sucres pendant la période néonatale deviennent trop gros à l'âge adulte, les femelles peuvent transmettre cette prédisposition à l'obésité à leurs petits (192). Toujours chez le rat, les petits-enfants issus de mères ayant reçu des doses répétées de corticoïdes de synthèse pendant leur gestation pèsent moins lourd que les autres à la naissance, impliquant que l'un des parents a transmis les traces de cet évènement intra-utérin auquel il a été lui-même confronté (56).

Chacun d'entre nous peut donc influencer le devenir de sa descendance et être à l'origine d'une véritable histoire familiale, sans que les gènes proprement dits n'interviennent. Cette cascade transgénérationnelle se déclenche principalement lorsque les changements de l'environnement surviennent durant certaines périodes dites « sensibles » du développement d'un individu, au cours desquelles se forment justement l'ébauche des cellules sexuelles. Cette fabrication des futurs spermatozoïdes et ovules a lieu essentiellement pendant la vie intra-utérine et la période de croissance lente précédant la puberté (« *slow growth period* » des Anglo-saxons) – soit entre 8 et 10 ans chez les filles et entre 9 et 12 ans chez les garçons.

La psychogénéalogie, qui cherche dans le passé familial l'origine de nos troubles, semble donc sur la bonne piste. L'impact transgénérationnel des secrets de famille ne serait qu'un cas particulier d'héritage environnemental, orchestré là encore par l'épigénétique. Le bien-fondé ou du moins la pertinence de cette approche semble légitime, bien qu'elle n'aborde le problème de la maladie que sous l'angle de la psychologie.

LIENS ENTRE PARENTS ET ENFANTS

Les expériences que nos parents ont vécues avant de nous mettre au monde peuvent nous rendre plus fragiles à l'âge adulte. Quoi de plus frappant que les conséquences psychologiques apparues chez les descendants des rescapés de la Shoah, qui n'ont pourtant pas connu les camps de concentration.

La façon dont des parents se sont développés dans le ventre de leur mère déteint donc sur la santé de leurs enfants à l'âge adulte. Il en est de même lorsque l'environnement change durant leur enfance.

Déjà, la corpulence qu'ils avaient à ces moments-là, indépendamment de celle qu'ils ont à l'âge adulte, peut jouer sur le risque d'obésité de la génération suivante (137, 150, 220). Chez la souris, suite au régime riche en graisses de la grand-mère pendant la gestation, l'allongement en taille de l'un des parents pendant sa propre vie intra-utérine persiste chez les enfants (65).

Mais d'autres effets sont possibles. Par exemple, si un père est devenu obèse très tôt dans sa vie, ses enfants auront tendance à avoir des troubles biologiques à l'âge adulte, sans être eux-mêmes en surpoids : or, la présence de ces anomalies, visibles sur une simple prise de sang (comme l'augmentation des transaminases du foie par exemple), témoigne souvent de la présence d'un syndrome métabolique, connu pour favoriser de nombreuses maladies (144). De même, si une mère avait un petit poids de naissance, ses enfants – également de petit gabarit à l'accouchement – ont une pression artérielle plus élevée que la moyenne et deviennent plus facilement hypertendus au cours de leur vie (21).

Certaines études ont même rapporté un risque accru de cancer du sein ou de l'ovaire chez les femmes issues de mères ayant de larges hanches ou une grande taille, deux fidèles témoins du développement pubertaire (18, 19, 129).

En fait, n'importe quel facteur environnemental peut en théorie modifier la destinée de la génération suivante, en particulier lorsqu'il agit durant la vie intra-utérine des parents.

C'est le cas de l'alimentation. Il suffit de réduire l'apport prénatal en nutriments d'une souris pour rendre la génération suivante obèse ou diabétique, alors qu'elle s'est développée dans un contexte très différent (110). Chez le porc aussi, en diminuant de 30 % l'apport énergétique chez la grand-mère en pleine gestation, la santé de ses petits-enfants s'en ressent : les mâles de cette 2ème génération souffrent d'une élévation de la pression artérielle et d'une hypertrophie cardiaque, comme leur parent exposé *in utero* (31). Chez l'Homme, un programme de supplémentation mené dans deux villages du Guatemala a montré que l'état nutritionnel d'une fillette déterminait les mensurations à la naissance de ses futurs enfants, paramètres intimement liés à leur santé durant toute leur vie (28). On a aussi retrouvé le lien avec la nutrition prénatale chez des personnes soumises à une restriction calorique *in utero* lors de la famine d'Amsterdam de l'hiver 1944-1945 : les femmes nées dans de telles conditions avaient en effet des enfants plus petits à la naissance, et surtout deux fois plus souvent en mauvaise santé à l'âge adulte (185).

Les produits chimiques sont responsables de tels effets transgénérationnels entre parents et enfants. Le distilbène, toujours d'actualité, reste un des modèles du genre. Chez l'humain, 160.000 enfants ont été exposés *in utero* à ce médicament prescrit aux femmes enceintes jusqu'en 1977 pour éviter les avortements et les accouchements prématurés. On a d'abord cru que les répercussions sur la santé (malformations et cancers gynécologiques) se limitaient aux femmes nées avant cette date et dont les mères avaient été traitées pendant leur grossesse ; autrement dit à celles qui avaient été en contact avec le produit avant de naître. En fait, on a aussi observé des effets sur la génération suivante, qui n'a pourtant pas été en contact avec le toxique. Chez la souris, il s'agissait de cancers gynécologiques (173). Mais surtout, dans l'espèce humaine, les enfants dont les mères avaient été en contact *in utero* avec le distilbène présentaient beaucoup plus souvent que de coutume des malformations touchant l'appareil urinaire (hypospadias) ou digestif (atrésie de l'œsophage), qu'on ne retrouve pas lorsque c'est le père qui a été exposé (38, 71, 101, 196, 249).

Le tabac n'échappe pas à la règle, car les risques liés au tabagisme maternel ne concernent pas seulement les enfants issus de ces grossesses, directement confrontés au milieu intra-utérin toxique. Les petits-enfants en sont là encore les victimes. Si une grand-mère a fumé pendant sa grossesse, enfumant du même coup la mère de ses futurs petits-enfants, ces derniers sont plus petits à la naissance et ont deux fois plus de risque de devenir asthmatiques, même s'ils n'ont pas été exposés *in utero* au tabac (140, 166).

Enfin, des petits-enfants peuvent hériter de problèmes de santé touchant le comportement, le métabolisme ou le système cardiovasculaire lorsque la grand-mère a subi un choc psychologique pendant sa grossesse. Il est en effet de plus en plus évident qu'en matière de réponse au stress aussi, les expériences précoces ont des effets délétères sur la descendance.

Même en l'absence de tout évènement particulier, l'âge des parents à la conception peut déjà prédire un risque pour la santé des descendants directs. Plus des parents sont âgés, plus leurs enfants sont susceptibles de développer une maladie plus tard dans leur vie, comme un diabète, un cancer ou une schizophrénie (270). Une femme a ainsi 60 % de risque en plus d'avoir un cancer du sein si son père avait au moins la quarantaine à sa naissance, par rapport à celles dont le géniteur avait moins de 30 ans (50, 268). À l'inverse, les mères trop jeunes ont des enfants souffrant plus souvent d'asthme ou de diabète (128, 132).

L'impact transgénérationnel de l'âge parental à la naissance est également suggéré par les effets sur la santé du rang qu'on occupe dans la fratrie. Les aînés sont en effet plus sujets à certaines maladies, comme le diabète de type 1, alors que les frères et sœurs suivants semblent plus à risque de cancer (27, 207).

Notre santé dépend enfin de la longévité de nos parents. Celle-ci reflète surtout leur propre mode de vie après (mais aussi avant) l'acte géniteur et leur propre programmation. Quoi qu'il en soit, les adultes dont les parents deviennent octogénaires, et *a fortiori* centenaires, ont moins de pression artérielle et de cholestérol que les autres, et sont moins touchés par les maladies cardiovasculaires et le cancer (246).

EFFETS SUR PLUSIEURS GÉNÉRATIONS

Abordons maintenant les conséquences d'un changement de l'environnement sur plusieurs générations. La santé de nos petits-enfants, voire même davantage, en dépend.

Prenons l'exemple du diabète. Lorsqu'il survient chez la femme enceinte, on parle de diabète gestationnel : c'est le cas dans 7 % des grossesses environ. On pourrait croire qu'une fois la grossesse terminée, l'histoire s'arrête là. Or, non seulement il multiplie par huit le risque de diabète chez les enfants lorsqu'ils atteignent l'âge adulte, mais il peut aussi être le point de départ d'un cercle vicieux responsable d'effets transgénérationnels plus étendus ; de quoi entraîner des formes pseudo-familiales de diabète, dans lesquelles les gènes n'interviennent pourtant pas. En provoquant expérimentalement un diabète chez le rat, après avoir exposé des femelles gravides à une substance qui interfère avec la formation des cellules pancréas produisant l'insuline (la streptozotocine), on a découvert que les petits-enfants avaient également du mal à métaboliser les sucres à l'âge adulte (1).

Ce modèle de diffusion transgénérationnelle, dans lequel les troubles induits par une modification de l'environnement intra-utérin ont donc été transmis sur plusieurs générations, pourrait s'appliquer à bien d'autres maladies que le diabète.

Des répercussions sur plusieurs générations ont aussi été mises en évidence chez l'animal sous l'effet des produits chimiques.

À partir de 2005, les travaux expérimentaux de Michael Skinner, professeur de biologie moléculaire à l'université Pullman de l'état de Washington (USA), et pionnier de la toxicologie épigénétique, ont confirmé l'existence de tels effets en testant des toxiques interférant avec les hormones sexuelles qui sont produites par l'organisme – les fameux perturbateurs endocriniens (10, 11). Après avoir exposé transitoirement des rates en gestation à de hautes doses de vinclozoline ou de méthoxychlore, deux pesticides couramment utilisés hors de France, et agissant respectivement comme un anti-androgène et un estrogène-*like*, les chercheurs ont déploré chez la quasi-totalité des descendants mâles de toutes les générations une baisse de fertilité à l'âge adulte (spermatozoïdes moins nombreux et moins mobiles), des maladies rénales, des troubles de l'immunité et même une prédisposition au cancer : tous ces états pathologiques sont survenus jusqu'à la 4ème génération, les 3 dernières n'ayant pourtant pas été en contact avec ces produits chimiques (177, 227). D'autres travaux chez l'animal montrent que le potentiel reproducteur des descendants peut être affecté par ce type d'agression intra-utérine, à tel point que les arrières petits-fils dont le grand-père a été contaminé par l'un des pesticides en question sont délaissés par les femelles, lesquelles préfèrent s'accoupler avec des mâles sains (54).

Si l'intensité de l'exposition précoce peut être mise en cause dans les cas précédents, ce n'est pas tout le temps le cas. De minimes concentrations de polluants suffiraient aussi à affecter la santé des descendants. Même à très faibles doses, le bisphénol A présent dans les plastiques peut faire apparaître un dérèglement testiculaire chez le fœtus ou le nouveau-né, qui sera transmis aux générations suivantes, dont la fertilité sera perturbée (212).

Le tabac peut aussi être à l'origine de tels effets en cascade. Jusqu'à la 3ème génération, les descendants d'une rate qui a été exposée *in utero* à la nicotine métabolisent anormalement le glucose et leur pression artérielle est plus élevée, ce qui les prédispose à ce qu'on appelle chez l'humain le syndrome métabolique, dont souffrent 10% d'entre nous (105).

Chez l'Homme, différentes publications ont révélé que les expériences précoces pouvaient se répercuter sur plus d'une génération, selon un schéma souvent lié au sexe.

C'est avant tout l'étude de la population d'un village suédois nommé Overkalix qui fut la première à mettre en lumière ces facteurs d'influence, en montrant qu'un évènement vécu par une génération pouvait affecter les descendants nés un siècle plus tard.

Ces travaux, conduits par le généticien Marcus Pembrey, professeur de génétique clinique à l'Institut de santé infantile à Londres, et le chercheur Olov Bygren, du département de médecine sociale de l'université d'Umeå en Suède, ont porté sur la relation entre la nutrition des aïeux et la santé des petits-enfants, à travers trois cohortes d'individus nés autour de 1900 (1890, 1905 et 1920).

Dans ce village géographiquement isolé car très proche du pôle nord, et soumis de ce fait à des périodes de famine au cours du XIXème, la production agricole locale a inévitablement et fortement influencé la nutrition des ancêtres. Grâce aux différents registres ayant permis d'archiver très précisément les décès, les naissances et le rendement annuel de ces récoltes depuis 1799, les chercheurs ont pu établir des liens surprenants entre grands-parents et petits-enfants, qui ne pouvaient pas être le fruit du hasard.

On s'est aperçu en effet que la quantité de nourriture dont avait disposé le grand-père et la grand-mère à des périodes clés de leur vie était corrélée à la santé et à la longévité de leurs petits-enfants, indépendamment des expériences que ces derniers ou que les parents avaient pu vivre (42). En particulier, les petits-fils dont le grand-père avait bénéficié d'une nourriture abondante dans l'enfance (suggérée par de bonnes récoltes) avaient 4 fois plus de risque de développer un diabète ou une maladie cardiovasculaire ; à l'inverse, le fait de connaître la famine dans l'enfance semblait salutaire pour la descendance (113).

Comme le suggérait déjà l'étude ALSPAC, ces effets transgénérationnels sont liés au sexe. Ici, la santé des hommes est influencée par non pas par la nutrition de la grand-mère, mais par celle du grand-père. Et inversement pour les femmes : c'est l'état nutritionnel de la grand-mère qui détermine le sort des petites-filles.

Une étude ultérieure a fait état d'une relation entre le diabète des grands-parents maternels et le poids de naissance élevé des enfants et des petits-enfants (154).

La réponse transgénérationnelle peut même sauter une génération. C'est ce qui ressort d'une étude portant sur la célèbre population de *Framingham*, qui a servi à établir les facteurs de risque cardiovasculaires : elle conclut que la survenue prématurée d'une maladie coronaire chez l'un des grands-parents augmente le risque vasculaire chez ses petits-enfants – objectivé par les calcifications des artères coronaires et de l'aorte –, mais pas à la génération précédente, c'est-à-dire celle des parents (191).

LE PASSÉ PÉRINATAL

ORIGINE FŒTALE DES MALADIES

La plupart des parents savent que la façon dont se déroule la grossesse puis l'allaitement est déterminante pour la santé de leur bébé, dans les mois qui suivent sa naissance. À condition que l'accouchement s'accomplisse à terme, le « produit fini » aura normalement un poids de naissance compris entre 2,5 et 4 kg, une taille de naissance comprise entre 46 cm et 54 cm et un périmètre crânien de 32 à 36 cm. Le placenta, quant à lui, pèsera normalement autour de 600g. Toutes ces mensurations reflètent les conditions de croissance intra-utérine dont a bénéficié un individu et prédisent son risque de maladie au cours de la vie.

Mais le fait de mettre au monde, ou d'avoir été soi-même, un bébé apparemment en bonne santé suffit-il à être rassuré pour la vie entière ? Évidemment non, car cette période de la vie conditionne le développement de l'organisme et donc la santé à long terme. Déjà, le fait que 5% de notre poids soient acquis à la naissance sous-entend que la croissance prénatale a forcément un impact majeur sur la destinée. Pourtant, combien de femmes enceintes à qui l'on vient de découvrir une glycémie élevée par exemple savent-elles que leur futur enfant sera plus sujet au diabète, à l'hypertension artérielle et aux accidents cardiovasculaires à l'âge adulte ?

L'importance de l'environnement intra-utérin est bien mise en évidence par une étude menée chez des femmes obèses, dont certaines ont maigri avant d'être enceinte grâce à la chirurgie dite bariatrique, consistant à poser un anneau gastrique : les enfants de ces mères « allégées », âgés de 2 ans et demi à 26 ans, avaient trois fois moins de risque d'être obèses et métabolisaient mieux les sucres et les graisses que ceux dont les mères n'avaient pas été opérées (229).

Un dysfonctionnement quelconque peut survenir très tôt dans la vie, alors que la maladie proprement dite n'apparaîtra que des décennies plus tard. Ceux qui ont subi la grande famine hollandaise de l'hiver 1944-1945, alors qu'ils étaient dans le ventre de leur mère, sont là pour en témoigner : une fois devenus adultes, ils ont eu tendance à devenir obèses, coronariens ou diabétiques, selon le moment de la vie intra-utérine où l'environnement avait frappé. On sait désormais qu'un adulte qui a été suralimenté avant ou après sa naissance, même dans les premières semaines de sa vie seulement, souffre des mêmes conséquences à long terme.

D'autant que l'environnement périnatal n'a pas que des répercussions sur la personne elle-même, mais aussi, comme nous l'avons vu auparavant, sur sa descendance. La période fœtale prend de fait une tout autre dimension.

Même s'il est excessif de dire que tout se joue autour de la naissance, il existe indéniablement un lien entre la manière dont se développe un individu dans le ventre de sa mère, puis juste après sa naissance, et les maladies dont il peut être victime plus tard dans sa vie (89). Ce lien persiste quels que soient les facteurs de risque présents à l'âge adulte, le contexte socioéconomique ou même le terrain génétique. C'est peut-être ce qui explique que les personnes allergiques aient moins de risque d'avoir un cancer, surtout en ce qui concerne le côlon, le pancréas et le cerveau, comme s'il y avait une certaine « rivalité » d'existence entre ces deux maladies, dont le déterminisme précoce est de plus en plus mis en avant.

La littérature scientifique regorge d'études épidémiologiques allant dans le sens de l'origine fœtale des maladies adultes, que de nombreux travaux expérimentaux chez l'animal ne cessent de conforter. À titre d'exemples, on sait que notre pression artérielle dépend du nombre de kilos qu'a pris notre mère pendant sa grossesse (147) et que notre susceptibilité à de nombreuses maladies est influencée par son statut nutritionnel : un simple déficit *in utero* en vitamine D favorise non seulement l'ostéoporose, mais également le cancer, les accidents cardiovasculaires et les affections auto-immunes (145).

Même une banale infection pendant la grossesse accroît le risque de maladie à l'âge adulte pour l'enfant à naître. Une étude parue en 2009 dans le *Journal of Developmental origins of Health and Disease* a accusé la grippe espagnole de 1918 d'avoir eu de tels effets : en examinant plus de 100.000 dossiers médicaux d'américains nés en pleine pandémie et dont les mères avaient pu être exposées au virus H1N1 pendant la grossesse, on déplorait davantage de problèmes cardiovasculaires chez les descendants directs. Tout aussi étonnant, l'analyse des registres de naissances des îles Féroé à partir de 1927 indique que les hommes qui ont été confrontés à la fièvre *in utero* ont une mortalité globalement plus élevée, souvent liée à la survenue d'un cancer (100).

Les principaux évènements historiques ayant donné aux chercheurs l'opportunité d'étudier le sujet, à travers les famines qu'ils ont provoquées, sont le blocus de la Hollande par les Allemands à la fin de la Seconde Guerre mondiale (durant l'hiver 1944-1945, qu'on appellera l' « hiver de la faim »), le siège de Leningrad entre 1941 et 1944, la guerre civile d'Espagne au cours des années 1930 et le « Grand Bond en Avant » de la Chine des années 1959 à 1961.

Une fréquence anormalement élevée de maladies cardiovasculaires a ainsi été rapportée chez les adultes nés en pleine guerre d'Espagne ou qui étaient enfants lors du siège de Leningrad (91, 236).

Mais, qualité des archives oblige, la plus fiable de ces études reste sans conteste celle de la grande famine hollandaise, qui, malgré sa courte durée (6 mois seulement), a mis au jour d'importants effets à long terme chez les personnes exposées dans les premières phases de leur vie, en fonction du sexe du fœtus et du moment où la malnutrition l'affecte. Au cours de ce blocus, la restriction calorique a été particulièrement sévère, entre 400 et 800 calories au maximum de la famine, et aggravée par un hiver précoce et très froid. Grâce notamment à l'épidémiologiste Tessa Roseboom, de l'université d'Amsterdam, qui a dirigé une vaste étude sur la population concernée, on a pu dégager de précieux renseignements. Globalement, les résultats montrent que les adultes qui ont été mal alimentés durant leur vie intra-utérine ont une préférence naturelle pour les aliments gras, sucrés et salés, font moins de sport, ont tendance à avoir des troubles métaboliques et de l'albumine dans les urines, et au final développent plus fréquemment et plus tôt que les autres divers problèmes de santé – devenant surtout obèses, hypertendus, coronariens, diabétiques ou dépressifs (146, 186).

Comme le suggèrent ces études, nos comportements eux-mêmes sont dictés par des expériences périnatales, de la même façon qu'un individu dont la mère a fumé ou bu de l'alcool pendant sa grossesse a plus de risque d'être lui aussi fumeur ou alcoolique. D'ailleurs, chez le rat aussi, lorsqu'on propose à une mère en cours de gestation, ou qui allaite, des aliments typiques de la malbouffe, ses petits sont naturellement attirés par les aliments gras, sucrés ou salés (26).

Déjà proposée dès le début du XXème siècle, l'idée d'une relation entre les évènements précoces de la vie et le risque de maladie à l'âge adulte a longtemps été reléguée au placard.

Après qu'Anders Forsdahl a montré, dans les années 1970, l'influence des conditions de vie dans l'enfance sur le risque cardiovasculaire à l'âge adulte, c'est David Barker, un autre épidémiologiste avant-gardiste, professeur de l'université britannique de Southampton, qui a donné une réelle impulsion à cette théorie au début des années 1990, en travaillant sur les populations anglaise et finlandaise du siècle dernier. Tous deux ont fondé leur hypothèse sur la concordance géographique existant entre la mortalité infantile et la mortalité cardiovasculaire adulte à plusieurs décennies d'intervalle, Barker ayant été le premier à invoquer le rôle de la vie prénatale puis à proposer la théorie de « l'origine fœtale des maladies adultes » dès 1995 – qui deviendra la théorie de Barker. Cette relation entre des expériences lointaines et la santé adulte fut ensuite étendue aux différentes phases du développement et à la plupart des maladies chroniques.

La première relation qui a été trouvée entre la croissance du fœtus puis du nouveau-né et la santé adulte découle donc des observations faites par Barker. En 1986, après avoir confronté les registres de naissance et de décès dans plusieurs régions d'Angleterre (dont le comté d'Hertfordshire), lui et son équipe ont noté une concordance géographique entre le nombre de décès des nouveau-nés et la mortalité coronarienne 50 ans plus tard : en effet, les régions où l'on mourait le plus dans l'enfance autour des années 1920 étaient aussi celles où l'on mourait le plus d'infarctus du myocarde à l'âge adulte dans les années 1970 (24). Cette corrélation paraissait d'autant plus surprenante qu'elle concernait les régions les moins riches du pays, en contradiction apparente avec le contexte d'abondance alimentaire auquel sont traditionnellement associées les maladies cardiovasculaires.

Un an plus tard, à partir de la même cohorte, une autre concordance géographique a été trouvée entre la mortalité maternelle au cours de la grossesse ou de l'accouchement et la fréquence des accidents vasculaires cérébraux à l'âge adulte chez les enfants qui en sont issus (23).

Barker a ensuite remarqué, en 1998, que les personnes qui avaient de petites mensurations à la naissance développaient plus souvent un diabète, une hypertension artérielle, une maladie coronaire ou un accident vasculaire cérébral au cours de leur vie. Le cas des vrais jumeaux discordants viendra appuyer cette conception : n'ayant pas la même croissance intra-utérine et donc le même poids de naissance, mais dotés pourtant d'un patrimoine génétique strictement identique, le plus léger des deux a quand même plus de risque de souffrir de ces maladies à l'âge adulte.

Dans son ouvrage « *Un bon départ dans la vie* », Barker décrit le cas de trois villes du Lancashire (Burnley, Nelson et Colne) qui voient, malgré leur proximité et la similitude des modes de vie adoptés par les habitants, une variation inattendue de la fréquence des maladies cardiovasculaires, que seul l'environnement périnatal permettait d'expliquer. Dans ces villes, connues il est vrai pour être parmi les plus pauvres de l'Angleterre et du Pays de Galles, et axées principalement sur l'industrie cotonnière au XIXème siècle, certaines femmes avaient grandi dans un contexte de grande pauvreté – en raison de leur origine ouvrière – et étaient de ce fait en moins bonne santé : leurs bébés s'avéraient ainsi plus fragiles pour la vie entière.

La vie périnatale a été mise en cause dans bien d'autres maladies courantes que les problèmes métaboliques ou cardiovasculaires. Par exemple, les cancers du sein et de la prostate, qualifiés d'hormonodépendants, surviennent plus souvent lorsque la mère a été surexposée aux estrogènes pendant sa grossesse, en raison des polluants auxquels elle est en contact dans son environnement ou des hormones naturelles qu'elle fabrique en excès lorsqu'elle est en surpoids notamment.

En dehors de ce qu'elle transmet génétiquement, la femme enceinte influence la santé future de son enfant en fonction de son alimentation avant et pendant la grossesse, mais aussi de son âge, de sa stature, de son degré d'exposition aux toxiques, de son niveau de stress et de son état de santé en général. C'est l'influence directe de l'environnement périnatal sur la croissance staturo-pondérale et la maturation des organes. Problème, tous ces paramètres ont tendance à se détériorer.

D'année en année, les grossesses sont de plus en plus tardives. En 2009, les femmes ayant accouché avaient 30 ans en moyenne. La corpulence des femmes enceintes ne cesse également d'augmenter, comme pour le reste de la population : en 2003, plus d'une femme sur cinq pesait plus de 70 kg avant d'entamer sa grossesse, contre 14 % en 1995. Or, on sait que les enfants nés de mères en surpoids pendant la grossesse ont une pression artérielle plus élevée et développent plus facilement un diabète ou un cancer à l'âge adulte, en particulier du sein ou de la prostate.

De toute évidence, l'alimentation d'une mère est le principal déterminant de la croissance fœtale, et néonatale si elle allaite. De cette croissance, dépendent les mensurations à la naissance et le terme, et donc au final la santé future de l'enfant. La manière dont nous avons été nourris à ce moment-là va même jusqu'à influencer pour toujours notre fonctionnement biologique, et en particulier notre degré de sensibilité à l'insuline et nos défenses antioxydantes, deux des principaux mécanismes impliqués dans la formation des maladies.

Les modèles animaux utilisant la souris, le rat, le mouton ou le primate montrent que les prédispositions à de nombreux problèmes de santé dépendent de la nutrition maternelle autour de la grossesse. Par exemple, on sait que la tension artérielle à l'âge adulte peut être perturbée par un simple déficit maternel en zinc. Cette influence s'exerce dès le stade embryonnaire, au cours duquel les besoins sont pourtant quantitativement négligeables, compte tenu de la taille de l'embryon. Les manipulations nutritionnelles réalisées chez l'animal (pendant la grossesse ou l'allaitement) démontrent à quel point l'alimentation maternelle peut agir sur la descendance. En particulier, elle détermine pour toujours l'appétit, le métabolisme et l'activité physique. Les privations nutritionnelles chez la mère pendant la gestation ont été les plus étudiées. À l'inverse, si une mère mange trop gras pendant sa grossesse, ses petits auront – une fois devenus adultes – un poids, une pression artérielle et un cholestérol plus élevés que la moyenne, un foie gorgé de graisses, autrement dit l'équivalent du fameux syndrome métabolique humain, qui prédispose à la plupart des maladies, et ce même s'ils sont nourris normalement plus tard dans leur vie (66).

Dans l'espèce humaine aussi, on observe que des contextes prénatals très différents peuvent conduire à des conséquences similaires sur la santé à long terme. En particulier, si une mère est atteinte de diabète gestationnel pendant la grossesse, c'est l'avenir métabolique et cardiovasculaire de sa progéniture qui est alors menacé. Une des rares études sur le sujet, réalisée au sein d'un centre pour femmes enceintes à Copenhague (Danemark), indique effectivement que les enfants de mères diabétiques sont plus souvent en surpoids à l'âge adulte ou atteints d'un syndrome métabolique (51).

L'un des baromètres de la santé à long terme, représenté par le poids de naissance, varie donc logiquement avec l'alimentation maternelle : les femmes enceintes qui boivent beaucoup de lait ont des bébés plus gros que la moyenne et plus souvent en surpoids à la naissance, alors qu'à l'inverse, les mères qui mangent beaucoup de poissons ont des bébés plus minces et plus souvent en retard de croissance intra-utérin (95, 181).

Quant aux supplémentations nutritionnelles (vitamines, minéraux et autres antioxydants), jugées globalement inefficaces voire dangereuses à l'âge adulte, elles pourraient en revanche avoir un intérêt majeur en cas d'administration précoce. Elles permettraient réellement de limiter le risque de maladie plus tard dans la vie. La prise de vitamine B9 ou D, par exemple, ne préviendrait pas seulement le désormais bien connu spina bifida (malformation osseuse) ou l'hypocalcémie du nouveau-né, mais aurait aussi des effets à distance. Dans le cas du cancer du sein, alors que la prise de vitamine B9 à l'âge adulte peut en augmenter le risque, des travaux chez le rat concluent à un effet protecteur lorsqu'elle a lieu durant la vie intra-utérine ou pendant la lactation (221).

La pollution à laquelle une femme a été en contact pendant et avant sa grossesse menace la santé future de ses descendants, de façon beaucoup plus marquée que ce à quoi ils seront exposés au cours de leur vie. Les malformations, les tumeurs et les problèmes de fertilité des hommes et des femmes qui ont été exposés *in utero* au Distilbène en sont l'éloquente illustration.

Parmi les centaines de substances chimiques différentes que l'on peut détecter dans le sang du cordon ombilical, la plupart sont beaucoup plus dangereuses pour le fœtus et l'enfant en plein développement que pour l'adulte. À ce stade de la vie, les pesticides, les PCB, le bisphénol A, le mercure et bien d'autres toxiques sont accusés d'induire une prédisposition à l'obésité, au diabète, aux maladies cardiovasculaires, aux cancers hormonodépendants (sein, prostate, testicule) et même aux maladies neurodégénératives (Alzheimer et Parkinson).

Autre point noir, le tabac. Environ 10% des enfants sont nés de mères fumeuses qui ont continué à fumer pendant la grossesse, sans oublier ceux dont les mères ont subi un tabagisme passif. Or, quand on a été enfumé *in utero*, on devient plus facilement obèse et on tombe plus souvent malade au cours de sa vie (108, 174, 264). Déjà menacés d'asthme ou de leucémie dans l'enfance, les adultes exposés au tabac dans le ventre de leur mère risquent plus que les autres de souffrir d'un diabète, d'une maladie cardiovasculaire, d'une ostéoporose, d'une bronchite chronique ou d'un cancer du testicule.

A fortiori, lorsqu'une femme enceinte n'est pas en bonne santé, sa progéniture en est d'autant plus affectée. Une étude a montré que les enfants dont les mères avaient souffert d'hypertension artérielle pendant la grossesse, et surtout de pré-éclampsie, font plus souvent que les autres une attaque cérébrale à l'âge adulte (117). Le risque cardiovasculaire augmente même avec un simple excès de cholestérol maternel (7). Quant au diabète gestationnel, il ferait bien plus que favoriser l'obésité et le diabète chez l'individu à naître, car d'autres maladies n'ayant pas (*a priori*) de connotation métabolique, comme la schizophrénie, y ont de même été associées (255).

Tout n'est pourtant pas gagné à la naissance. L'état de santé à l'âge adulte dépend aussi du développement postnatal, comme le montre l'étude PROGRAM (*Programming factors for growth and metabolism*), conduite aux Pays-Bas entre 2004 et 2007 pour rechercher les déterminants précoces du diabète et des maladies cardiovasculaires. Les adultes qui ont pris rapidement du poids au cours des trois premiers mois après leur naissance sont plus enrobés que ceux qui ont grossi de façon progressive au cours de la première année, et sont ainsi prédisposés à de nombreuses maladies (135).

LA PROGRAMMATION DES MALADIES

Une fois le programme génétique mis en place, au moment de la conception, on pourrait croire que le capital-santé est fixé à jamais. Pourtant, la plasticité de l'organisme en plein développement en décide autrement. Même les vrais jumeaux, qui partagent les mêmes gènes, n'ont pas le même risque de tomber malade selon l'environnement dont ils ont bénéficié dans le ventre de leur mère : le plus léger des deux à la naissance, autrement dit celui qui s'est développé le plus lentement *in utero*, deviendra en particulier plus facilement hypertendu ou diabétique que son frère ou sa sœur.

Par programmation, on entend les effets à long terme de l'environnement précoce sur la santé, liés à un phénomène d'adaptation de l'organisme. La plupart des maladies prennent ainsi racine très tôt dans la vie, alors même que l'individu n'est pas encore né ou tout juste conçu. La programmation, à condition d'être mal faite, est donc une véritable bombe à retardement. En effet, un « simple » déficit en vitamine D chez la mère pendant la grossesse suffit par exemple à perturber le développement osseux, cérébral et immunitaire de l'individu à naître, voire son poids de naissance, et à favoriser ainsi, bien des décennies plus tard, l'apparition d'une maladie chronique touchant l'un de ces tissus.

De fait, quand on a tendance à grossir ou à fabriquer trop de cholestérol, ce n'est pas uniquement à cause des gènes, mais aussi en raison d'une programmation précoce du métabolisme et même des choix alimentaires : c'est notamment la raison pour laquelle les problèmes métaboliques guettent particulièrement les adultes qui ont un petit poids de naissance. Et quand on est particulièrement sensible au stress, cela peut aussi être dû au fait que notre mère a consommé beaucoup de viandes et de poissons pendant sa grossesse (203).

La programmation – ou plus précisément la malprogrammation – est en passe de devenir un important facteur de risque de maladie chronique. Pour évaluer le risque cardiovasculaire d'un adulte, il faudra bientôt compter sur la corpulence qu'avait sa mère pendant la grossesse, ses taux de glycémie et de cholestérol, ses habitudes tabagiques ou bien encore son niveau de stress à ce moment-là. Le suivi échographique de la cohorte de la *Generation R study* (échantillon d'habitants de Rotterdam suivis depuis la vie fœtale), a permis d'établir une relation entre le nombre de kilos pris par la mère pendant la grossesse – quelle que soit sa corpulence par ailleurs – et la taille du cœur qu'aura son enfant à l'âge de 6 mois (85).

De telles prédispositions, acquises lors du développement, sont indépendantes de l'héritage parental. Celles et ceux dont la croissance intra-utérine ou néonatale a été perturbée gardent une trace biologique des évènements qui en ont été la cause, de telle sorte qu'ils deviennent plus sensibles aux facteurs environnementaux et plus enclins à tomber malades. Certains d'entre nous sont ainsi fragilisés, pendant que d'autres résisteront mieux aux facteurs de risque présents à l'âge adulte.

Même des pathologies à forte connotation environnementale, au sens toxicologique du terme – comme la bronchite chronique par exemple, qu'on relie fortement à l'exposition adulte au tabac et à la pollution – semblent être programmées durant la vie intra-utérine : des chercheurs ont en effet remarqué que les adultes ayant le moins de capacité respiratoire sont aussi ceux dont la fonction pulmonaire était la plus limitée à la naissance, les rendant de ce fait définitivement plus sensibles aux facteurs environnementaux (237, 244).

Qu'ils soient d'origine nutritionnelle, physique, psychique ou toxique, les stimuli auxquels nous avons été soumis avant ou juste après la naissance façonnent pour toujours notre santé. En particulier, la corpulence qu'affiche une mère avant d'être enceinte conditionne celle qu'aura son enfant à l'âge adulte, ainsi que son futur tour de taille – deux indicateurs du risque de maladie (245). Un individu peut être programmé à l'hypertension artérielle ou aux accidents cardiovasculaires parce que sa mère a subi un stress psychologique lorsqu'elle était enceinte (9). Il peut aussi être prédisposé à l'ostéoporose si sa mère a consommé trop d'aliments sucrés, a fumé ou a manqué d'activité physique pendant la grossesse (53, 180).

À l'inverse, la disparition d'une exposition naturelle comme celle liée aux microbes – à cause des césariennes, des vaccins, des antibiotiques et des mesures d'hygiène en tous genres – peut produire les mêmes effets. Plus les conditions de vie précoces sont aseptisées, plus le risque de maladie allergique ou auto-immune (comme l'asthme, le diabète de type 1 et la sclérose en plaques), voire celui de cancer, est important.

La programmation semble débuter dès le commencement de la grossesse. Pour preuve, certaines empreintes digitales, qui rappelons-le se forment au tout début de la vie embryonnaire, sont associées au risque de diabète à l'âge adulte (114).

Mais l'impact programmateur de l'environnement précoce dépend de la plasticité de l'organisme, qui varie elle-même avec la phase à laquelle les stimuli interviennent. La vie intra-utérine est bien sûr la période la plus sensible, étant donné que la plupart des organes achèvent l'essentiel de leur maturation avant la naissance, hormis le cerveau, le foie et le pancréas. Mais la période postnatale peut agir indépendamment de la vie intra-utérine ou en aggraver les effets, à tel point qu'une hypernutrition, même limitée aux premières semaines de vie, suffit à perturber la santé vasculaire à l'âge adulte lorsqu'elle fait suite à un petit poids de naissance (225). Une même exposition peut donc engendrer des réponses différentes selon le moment où elle survient.

Chez les rongeurs, on a testé la manipulation nutritionnelle avant ou après la naissance. Le fait de donner des aliments gras à une rate gestante déclenche davantage de tumeurs mammaires chez ses filles que si ces dernières adoptent ce type d'alimentation dans l'enfance ou seulement à l'âge adulte (142). De la même manière, l'espérance de vie d'une souris diminue si sa mère est carencée en protéines pendant la grossesse, alors qu'elle augmente si cette privation a eu lieu pendant la période d'allaitement (49).

Dans l'espèce humaine, les indications fournies par la famine d'Amsterdam de 1945 sont assez concluantes. Il existe un taux anormal d'obésité et de maladies coronaires lorsque la mère a été sous-alimentée en début de grossesse, et un excès de diabètes lorsque la privation est survenue en fin de grossesse (208, 209). Par ailleurs, les effets à distance sont différents chez la fille et le garçon, le fœtus masculin paraissant plus sensible à la malnutrition en raison de son développement plus rapide dans le ventre de sa mère.

Même s'il n'est pas toujours modifié sous l'effet d'un environnement délétère, le poids de naissance n'en reste pas moins un marqueur très représentatif de la programmation fœtale, et donc de la santé à long terme. Or, le nombre de gros bébés, comme celui de bébés chétifs ou prématurés, est en constante augmentation. Cette évolution est due en partie à la fréquence du diabète et de l'hypertension chez les femmes enceintes (6 % à 7 % des grossesses), mais aussi à l'âge maternel croissant, à l'obésité, au tabagisme et aux méthodes d'assistance médicale à la procréation.

Car même si la grossesse a été menée *a priori* normalement, le fait d'avoir été conçu *in vitro* entraîne plus fréquemment un petit poids de naissance et s'accompagne volontiers de troubles métaboliques et vasculaires plus tard dans la vie, conduisant surtout à élever la glycémie et la pression artérielle. Le nombre de jumeaux, qui naissent prématurément dans la moitié des cas – et donc souvent chétifs à la naissance –, est lui aussi en forte progression, de plus de 80 % au cours des 30 dernières années.

Cependant, un individu mal programmé peut présenter à la fois un développement anormal de ses organes et des proportions normales à la naissance. Même bien dimensionné au départ, un enfant pourra fabriquer anormalement de l'athérosclérose dès son plus jeune âge, et développer un accident cardiovasculaire à l'âge adulte, si sa mère était stressée ou exposée au tabac au moment de sa grossesse, ou bien encore si elle avait trop de cholestérol dans le sang (9, 188).

La malprogrammation peut donc se résumer à un dysfonctionnement des organes. Celui-ci est souvent visible dès la vie intra-utérine. Les souris issues de mères obèses par exemple ont, malgré des mensurations normales à la naissance, un cœur plus sensible à l'ischémie, supportant donc moins la diminution passagère de l'apport sanguin (43). Le remaniement des organes peut être assez profond, au point de diminuer ou d'augmenter anormalement le nombre de cellules spécialisées dont ils disposent ou seulement leur physiologie et leur métabolisme.

Examinons le cas d'un organe en particulier – le rein en l'occurrence – et les conséquences de sa programmation précoce. Cet organe, dont la formation est quasiment achevée vers la 36ème semaine de grossesse, contient à la naissance un nombre donné de cellules qu'on appelle les néphrons, qui n'augmentera plus jamais au cours de la vie. La capacité de filtration du sang est donc définitivement fixée très tôt dans la vie, et son altération éventuelle prédisposera aux maladies qui dépendent de la fonction rénale : c'est par ce mécanisme qu'une hypertension artérielle ou qu'une maladie du rein peut être programmée *in utero* lorsque la croissance fœtale a été perturbée, et n'apparaître qu'à l'âge adulte lorsque le mode de vie adopté s'avère propice. D'ailleurs, les études épidémiologiques montrent que plus le poids de naissance diminue, plus les reins sont petits et manquent de néphrons, plus la pression artérielle est élevée à l'âge adulte, et plus l'albumine augmente dans les urines (94, 187). Toutefois, rappelons qu'un environnement intra-utérin défavorable peut avoir ce type de conséquences à long terme sans même diminuer les mensurations à la naissance (167).

Le pancréas est logé à la même enseigne, à la différence près que, contrairement au rein, sa fabrication se poursuit après la naissance. Quoi qu'il en soit, si au final le pancréas ne contient pas assez de cellules dites « bêta », destinées à produire l'insuline, l'équilibre glucidique ne sera pas assuré normalement, ce qui constitue une condition propice pour l'apparition d'une obésité, d'un diabète ou d'une maladie cardiovasculaire plus tard dans la vie. C'est ce qui arrive lorsqu'une mère présente un diabète pendant sa grossesse, l'enfant à naître ayant alors beaucoup plus de risque d'être lui aussi diabétique à l'âge adulte (72). Une exposition au tabac ou même un manque en nutriments *in utero* peut produire les mêmes effets à distance (36, 231).

À l'inverse, la quantité de cellules que contient un organe peut augmenter sous l'effet d'une croissance rapide, et favoriser d'autres types de maladies. Les cellules souches, qu'on relie au risque de cancer, représentent l'archétype de ce phénomène : plus elles prolifèrent au tout début de la vie, plus elles peuvent se transformer ensuite en cellules tumorales – on en reparlera au sujet du cancer du sein. Les cellules musculaires du cœur, les cardiomyocytes, peuvent aussi se comporter de cette façon lorsqu'on modifie l'alimentation maternelle pendant la gestation chez la souris, en créant notamment un déficit en vitamine D : si les cellules en question se développent trop avant la naissance, cela peut conduire à une hypertrophie cardiaque à l'âge adulte, situation connue chez l'Homme pour déclencher des pathologies liées à une défaillance de l'organe (86, 232). Des chercheurs ont même reproduit ce scénario dans le cerveau de rats, après avoir nourri leur mère avec un régime riche en graisses pendant la gestation : la suralimentation provoque alors une prolifération de certains neurones, situés dans l'hypothalamus et impliqués dans le risque d'obésité (47).

Parmi les différentes formes d'agression auxquelles le fœtus ou le nouveau-né peut être confronté, on soupçonne le stress précoce de jouer un rôle majeur dans la prédisposition à certaines maladies survenant à l'âge adulte. Certes, les maladies psychiatriques, comme la dépression et la schizophrénie, viennent tout de suite à l'esprit. Mais en réalité, le stress en début de vie favorise également les problèmes cardiovasculaires, métaboliques et même auto-immuns.

La hausse répétée des hormones du stress avant ou après la naissance modifie l'expression de certains gènes, conduisant notamment à une erreur de programmation du système nerveux, et tout particulièrement à un dérèglement de l'axe corticotrope, mettant en scène l'hypothalamus, l'hypophyse et les glandes surrénales. Cette trace biologique persiste toute la vie durant et conditionne logiquement la réponse au stress. Une fois devenu adulte, le fœtus ou le bébé exposé à ces agressions souffre non seulement d'une hyperréactivité émotionnelle mais aussi de troubles métaboliques, cardiovasculaires et immunitaires.

Comme on a pu le montré chez des rats insuffisamment maternés juste après leur naissance et chez des singes privés de leur mère durant les 6 premiers mois, le cerveau des sujets stressés à l'aube de leur vie contient moins de récepteurs aux hormones du stress – réduisant ainsi sa capacité de régulation –, et peut même être modifié structurellement dans certaines zones directement impliquées dans la gestion des émotions (234, 263).

Dans l'espèce humaine, les évènements tragiques du 11 septembre 2001 à New York ont donné une malheureuse illustration des conséquences à long terme du stress prénatal. Rachel Yehuda, professeur de psychiatrie et de neurobiologie à l'école de médecine du Mont Sinaï, et spécialiste du syndrome de stress post-traumatique, a étudié l'exposition au stress de 200 femmes enceintes qui se trouvaient à proximité des *Twin Towers* au moment des faits et dont la moitié fut atteinte d'un stress post-traumatique, syndrome comportant une baisse anormale du taux de cortisol. Les mères qui étaient à plus de 6 mois de grossesse ont donné naissance à des enfants ayant le même profil neurobiologique : la présence de cette anomalie dès l'âge de 1 an écartait en tout cas l'éventualité d'un simple partage des expériences au sein de la famille, comme cela pouvait être évoqué pour les descendants des rescapés de l'Holocauste (121, 269).

L'environnement chimique périnatal influence aussi la santé à long terme. La pollution peut en effet perturber la croissance dans son ensemble ou seulement la maturation de certains organes, notamment ceux qui continuent à se former après la naissance, comme le cerveau. Celui-ci reste très perméable aux toxiques jusqu'à l'âge de 6 mois. Le contact précoce avec les produits chimiques appartenant à la famille des perturbateurs endocriniens (qui dérèglent les hormones) est tout particulièrement impliqué dans la survenue des cancers hormonodépendants survenant à l'âge adulte, comme ceux du sein et de la prostate.

En dehors des changements épigénétiques, les mécanismes reliant la vie précoce et les maladies adultes sont encore incomplètement élucidés. Les modèles expérimentaux de retard de croissance intra-utérin (RCIU), obtenus notamment en modifiant la composition de l'alimentation maternelle, ont mis en lumière la complexité des phénomènes mis en jeu. L'organisme change sa façon de fonctionner sur le plan métabolique, hormonal, vasculaire ou immunologique, sans oublier l'impact sur le nombre de cellules propre à chaque tissu. Un état inflammatoire chronique à l'âge adulte, impliqué dans la plupart des maladies, peut ainsi résulter d'un contact prénatal avec le tabac, d'une exposition insuffisante aux microbes dans la petite enfance ou encore d'une maltraitance dans l'enfance : des situations bien différentes, qui conduisent pourtant aux mêmes risques de maladie plus tard dans la vie.

Bien que les manifestations cliniques de la programmation n'apparaissent qu'à l'âge adulte, des anomalies biologiques ou structurelles sont déjà présentes à la naissance ou même avant. Cela a été particulièrement mis en évidence pour l'athérosclérose. En effet, grâce à l'imagerie écho-doppler, on sait que les nouveau-nés dont le poids de naissance est bas ou élevé ont des artères plus épaisses que la normale, et des études d'autopsies ont prouvé l'extrême fréquence – de l'ordre de 90 % – des lésions des artères coronaires chez les fœtus ou les nouveau-nés morts subitement et dont la mère avait fumé pendant la grossesse (4, 163, 226). Quant aux enfants de mères obèses, ils sont déjà résistants à l'insuline dans le ventre de leur mère (44).

Dans le cas particulier d'un environnement intra-utérin déficitaire, lié à la baisse des apports en nutriments ou en oxygène, on présume que le fœtus réagit en adoptant ce qu'on appelle un « phénotype d'épargne ». Cette réponse de survie, consistant à privilégier le fonctionnement du cerveau au détriment des autres organes et de la croissance dans son ensemble, a le mérite d'expliquer le lien entre un petit poids de naissance et les maladies adultes comme le diabète. Bien que salvatrice à court terme, une telle adaptation du métabolisme devient par la suite incompatible avec le contexte d'abondance que l'individu aura toutes les chances de connaître au cours de sa vie, laissant la porte ouverte à de nombreux problèmes de santé. Le caractère prédictif de cette réponse, prévoyant un environnement extra-utérin du même type, explique pourquoi une suralimentation précoce chez le rat a moins de répercussions à distance si elle est à la fois pré et postnatale. Car il faut bien comprendre qu'une sous-nutrition avant la naissance ne poserait quasiment aucun problème si elle se maintenait après celle-ci.

La composante hormonale de la programmation est déterminante et attribuée au rôle clé des hormones lors du développement, ce qui paraît logique au regard de leur implication tout au long de la vie (75). La croissance fœtale dépend surtout de l'insuline et des facteurs de croissance IGF (*Insulin-like Growth Factors*), qui boostent la prolifération cellulaire, ainsi que des hormones du stress, dont le cortisol. Les individus qui avaient un petit poids de naissance, connus pour leur tendance à développer un diabète ou une maladie cardiovasculaire, ont durant toute leur vie des taux élevés d'insuline et de cortisol, traduisant la mauvaise programmation du pancréas et du cerveau. En revanche, les anciens gros bébés, particulièrement prédisposés au cancer, ont des taux élevés de facteurs de croissance IGF. Les conséquences à long terme de ce bouleversement hormonal sont multiples, notamment sur la manière de métaboliser les nutriments et de les stocker, qui influe en particulier sur le risque d'obésité.

La programmation précoce des maladies et l'héritage environnemental évoqué antérieurement sont deux notions très intriquées. En se combinant au transgénérationnel, la programmation peut ainsi avoir des effets au-delà de la 1ère génération, autrement dit de celle qui est directement exposée (112). C'est pourquoi les expériences qu'ont vécues nos parents et nos grands-parents à certains moments de leur vie peuvent affecter notre santé sans passer par les gènes.

De nombreuses études animales prouvent que des perturbations biologiques acquises *in utero* ou juste après la naissance peuvent être transmises aux générations suivantes. Des rats programmés pour être obèses ou diabétiques après avoir été allaités juste après leur naissance avec un lait très sucré, ou parce que leur mère a été sous-alimentée pendant la gestation, peuvent léguer ce mauvais profil métabolique (on dit ce phénotype) à la génération suivante : lorsque les femelles ainsi exposées sont à leur tour gravides, elles transmettent les anomalies à leur fœtus, qui souffrira plus facilement d'obésité ou de diabète plus tard dans sa vie (195, 235).

PETIT BÉBÉ DEVIENDRA CARDIAQUE

Contrairement aux apparences, le problème des petits bébés n'est pas l'apanage des pays en voie de développement. Chaque année en France, 10% des 800.000 nouveau-nés ont un poids insuffisant, lié à un retard de croissance intra-utérin (RCIU). Le devenir de ces enfants est en tout cas une préoccupation majeure, qui ne se limite pas aux premiers mois de la vie. Chez l'animal, des études expérimentales montrent que dans ce contexte de croissance insuffisante, les organes vieillissent plus vite que la normale par la suite.

Beaucoup de ces bébés naissent de femmes ayant souffert d'hypertension artérielle pendant la grossesse, mais bien d'autres circonstances sont capables d'induire un petit poids de naissance. C'est le cas lorsque la mère s'écarte de l'âge idéal pour être enceinte : or, pas moins de 20% des celles qui attendent un enfant ont plus de 35 ans. Paradoxalement, les problèmes de poids au moment de la grossesse peuvent aussi être en cause, alors que 25% des gestantes sont en surpoids ou obèses. En cause, enfin, la malbouffe, l'alcool, le tabac, la pollution et le stress. L'impact de ce dernier sur le poids de naissance a été bien mis en évidence chez les nouveau-nés issus de mères qui se trouvaient à proximité des *Twin Towers* au moment du 11 septembre 2001 ou sous la tourmente de l'ouragan *Katrina* en août 2006 (203, 230). Quant aux effets de la pollution, ils apparaissent dès les faibles niveaux d'expositions, équivalents à ceux enregistrés dans de nombreuses villes de France (211).

Le fait d'avoir un petit poids de naissance augmente le risque de maladie à l'âge adulte, et ce quels que soient le patrimoine génétique dont on a hérité, le contexte socioéconomique dans lequel on évolue et les facteurs de risque qu'on présente à l'âge adulte (surpoids, tabac, alcool, sédentarité,…). Ce lien a été trouvé non seulement dans les pays en voie de développement (tels que l'Inde) mais aussi dans les pays développés (Grande-Bretagne, Pays-Bas, États-Unis et Suède). C'est l'Anglais David Barker et son équipe qui, en 1989, a établi pour la première fois une relation entre un petit poids de naissance et les maladies cardiovasculaires à l'âge adulte (22).

Les conséquences à long terme semblent plus marquées lorsqu'il s'agit d'un retard de croissance intra-utérin (RCIU), et non d'une « simple » prématurité. Ces nouveau-nés plus petits que prévu, que les Anglo-saxons nomment les « *small for gestational age* », sont ainsi encore plus à risque de maladie (116). En revanche, un prématuré dont le poids de naissance est faible mais cohérent par rapport à l'âge gestationnel sera statistiquement moins fragile tout au long de sa vie qu'un bébé né à terme mais anormalement maigre. Si l'on compare des adultes qui pesaient moins de 1,5 kg à la naissance – valeur particulièrement faible – à d'autres de poids normal, on s'aperçoit que ceux qui deviennent dépressifs sont plutôt ceux dont le décalage entre le poids de naissance et la durée de la grossesse apparaissait le plus marqué, et non forcément les plus légers en valeur absolue (199). Pour autant, un petit poids de naissance est toujours mauvais pour la santé à long terme, raison pour laquelle les jumeaux, prématurés une fois sur deux, et donc couramment chétifs, deviennent plus souvent obèses ou diabétiques à l'âge adulte (197).

L'adéquation entre notre poids de naissance et celui du placenta est aussi à considérer. Quand la taille de cet organe est disproportionnée par rapport au poids de l'enfant, comme on a pu le vérifier chez des Norvégiens suivis pendant 45 ans, la probabilité d'avoir un accident cardiovasculaire à l'âge adulte est nettement augmentée (205).

En réalité, les limites fixées à la normalité, soit 2,5 kg et 4 kg, sont assez fictives. La relation entre le poids de naissance et la santé s'avère en fait plutôt linéaire. Même dans cette fourchette « normale » de poids, la moindre variation peut avoir des répercussions à long terme, à tel point qu'un nouveau-né de poids normal peut quand même être mal programmé et présenter une vulnérabilité particulière à l'âge adulte. Un monitorage cardiaque effectué chez des enfants âgés de 7 à 9 ans, nés dans une même maternité de Southampton (Royaume-Uni) a révélé que tout en restant dans les limites de la normale, la valeur du poids de naissance changeait le fonctionnement du système cardiovasculaire, de quoi affecter la santé future : toute diminution du poids de naissance s'accompagne en effet d'une élévation des résistances vasculaires chez le garçon lors d'un stress léger (prendre la parole en public ou faire du calcul mental par exemple) et du tonus du système nerveux sympathique de base chez la fille (111).

Que se passe-t-il après la naissance pour ce bébé maigre et l'adulte qu'il deviendra ?

Enfant, il rattrape habituellement sa croissance au cours des premières années (« *catch-up growth* » des Anglo-saxons) et débute sa puberté bien avant les autres – rattrapage qui a d'ailleurs l'inconvénient d'amplifier les méfaits sur la santé adulte. Sa pression artérielle est plus élevée, son métabolisme du cholestérol est perturbé, sa sensibilité à l'insuline est diminuée, sa tendance à l'inflammation est accrue et sa réactivité au stress accentuée. Il a aussi une plus grande sensibilité au sel et une plus grande perméabilité de son intestin. Les risques d'hypertension artérielle et d'albumine dans les urines apparaissent dès l'âge de 10 ans.

Une fois devenu adulte, ce bébé chétif a toujours une composition corporelle et un profil métabolique différents des autres : il a moins de muscles, plus de graisses dans le ventre et évolue plus facilement vers l'obésité ; ses artères sont plus rigides ; sa taille définitive est plus petite et sa densité osseuse plus faible ; sa pression artérielle est encore plus haute que dans l'enfance et sa sensibilité au sel plus marquée ; ses reins sont plus petits et moins performants ; il réagit davantage au stress ; sa tendance à l'insulinorésistance est accrue ; enfin, biologiquement, ses taux de cholestérol, de protéines de l'inflammation (CRP et fibrinogène) et d'enzymes du foie (gamma-GT et transaminases) sont plus élevés, et si c'est une femme, elle a plus d'hormones sexuelles en circulation. Toutes les conditions sont donc réunies pour favoriser la plupart des maladies chroniques.

Quelles qu'en soient la ou les causes, un petit poids de naissance prédispose surtout à l'obésité, au diabète, à l'hypertension artérielle, à l'attaque cardiaque ou cérébrale (29, 134, 265). La plupart des autres pathologies courantes sont aussi plus fréquentes dans ce contexte, en particulier la dépression, l'asthme, l'ostéoporose, les maladies rénales, respiratoires et même neurodégénératives (6, 53, 165, 223, 266).

Seul le risque de cancer semble au contraire diminuer, mis à part celui du testicule (143, 241). En particulier, diverses analyses des registres provenant des pays nordiques et de l'Estonie ont mis en évidence une diminution des cancers colorectaux chez les personnes qui sont nées durant la famine survenue en Hollande à la fin de la Seconde Guerre mondiale (240).

À elle seule, la taille à la naissance semble également déterminante, si l'on s'en tient au registre norvégien du cancer, dont l'analyse suggère qu'une petite taille à la naissance pourrait augmenter le risque de cancer du côlon ou du rectum au cours de la vie, du moins chez l'homme : dans cette étude, les moins de 51 cm étaient deux fois plus touchés par cette maladie que ceux qui mesuraient 53 cm ou plus (175). En revanche, pour les cancers hormonodépendants, tels que ceux du sein et de la prostate, cette relation avec la taille est inversée, comme on le verra plus loin.

GROS BÉBÉ DEVIENDRA CANCÉREUX

Les cas de macrosomie, où le bébé pèse plus de 4 kg à l'accouchement, représentent environ 10 % des naissances et sont là encore de plus en plus fréquents. Beaucoup de ces bébés naissent de mères enrobées ou diabétiques pendant la grossesse, une relation linéaire existant entre la glycémique maternelle et le poids de naissance. En réalité, on peut parler de « gros » bébé dès lors qu'il pèse plus que ne le laisse présumer la durée de la grossesse, ce qui inclut par exemple un prématuré de 3,5 kg, pour lequel ce poids « normal » est pourtant disproportionné par rapport à la durée de son séjour intra-utérin. Quoi qu'il en soit, les conséquences sur la santé future semblent identiques, ce qui souligne l'importance de l'accélération de la croissance intra-utérine.

Le fait d'avoir été en surpoids à la naissance ou simplement de s'être développé trop vite dans le ventre de sa mère accroît le risque d'être obèse et de déclarer une maladie à l'âge adulte, voire dès l'enfance.

Une étude réalisée au Danemark, auprès d'hommes et de femmes nés entre 1936 et 1979, confirme que la fréquence du cancer augmente essentiellement pour les valeurs élevées du poids de naissance : on estime que chaque kilo supplémentaire augmente le risque de 7% (2, 14). La plupart des cancers sont concernés par cette relation, en particulier celui du sein chez la femme et celui de la prostate chez l'homme (57, 68, 155). Récemment, en comparant les mensurations à la naissance d'adultes nés à Helsinki (Finlande) entre 1924 et 1944, on a remarqué que le risque de cancer du poumon augmente chez ceux dont le poids de naissance est élevé par rapport à la taille et dont la mère est plutôt petite (67). Ces résultats montrent que même dans un cancer pourtant très lié aux toxiques présents dans l'environnement – et avant tout dans le tabac –, les modalités de croissance fœtale décident en partie de la susceptibilité du poumon aux cancérogènes.

Les gros bébés sont également prédisposés plus tard dans leur vie au diabète et aux maladies cardiovasculaires, surtout ceux dont les mères étaient diabétiques. Ces macrosomes ont des artères plus épaisses et un profil lipidique perturbé dès la naissance, et deviennent résistants à l'insuline dès l'adolescence (4, 82).

D'autres mesures biométriques anormalement hautes à la naissance ont été associées à la santé future, indépendamment du poids. Avant tout la taille. Un grand bébé sera plus sujet aux cancers hormonodépendants à l'âge adulte, comme celui du sein chez la femme ou celui de la prostate chez l'homme (176, 256). Quant à la circonférence de la tête, elle s'est révélée prédire le risque cardiaque, d'après l'association trouvée entre un tour de tête élevé à la naissance et une surmortalité coronarienne sur un échantillon d'adultes nés entre 1920 et 1959 (206).

PRÉVISIONS DIGNES DU ZODIAQUE

Témoin des variations de l'environnement auxquelles le fœtus est confronté, le fait de naître à un moment donné de l'année ne paraît pas sans conséquence sur la santé adulte. D'ailleurs, le poids de naissance – l'un des principaux marqueurs de la santé à long terme – varie d'une saison à l'autre, les personnes nées au printemps ou en été étant plus légères (157). Mais y a-t-il vraiment un horoscope de la santé ?

Bien que les données épidémiologiques restent encore contrastées, elles suggèrent néanmoins que le développement périnatal est meilleur lorsqu'on voit le jour en automne ou en début d'hiver. Cette naissance en fin d'année implique surtout que la mère a profité d'une nutrition optimale et d'un meilleur ensoleillement au cours des mois d'été, synonymes d'environnent prénatal plus favorable. D'ailleurs, le fait de manquer de vitamine D durant la vie intra-utérine a été associé à de nombreuses maladies, en particulier auto-immunes.

Justement, les maladies auto-immunes sont apparemment les plus influencées par le mois de naissance. La sclérose en plaque, par exemple, dont l'Écosse détient le triste record mondial du nombre de cas, touche plus souvent les personnes nées au printemps, avec un pic en avril-mai, alors que les natifs de novembre présentent le risque le plus faible (25, 267). C'est aussi le cas pour le diabète insulinodépendant, dit de type 1, qui semble beaucoup plus fréquent chez les personnes nées au printemps, avec un pic entre avril et juillet (115).

D'autre part, le mois de naissance a été accusé d'influencer les risques d'asthme, de maladie psychiatrique et de cancer. Naître au printemps est là encore un facteur de risque de dépression et de schizophrénie. Et côté cancer, le lien a surtout été envisagé pour le sein et le testicule, ainsi que pour les tumeurs cérébrales du type gliome ou méningiome, qui surviennent préférentiellement chez les natifs de janvier ou de février (35).

Mais notre mois de naissance irait-il jusqu'à moduler notre espérance de vie ? C'est en tout cas ce que laisse croire une étude menée entre 1990 et 2000 dans la ville de Kiev, dans laquelle le fait de naître en milieu d'année (entre avril et juillet) confère la plus faible longévité, alors que celle-ci augmente progressivement de mois en mois pour les natifs de la seconde partie de l'année, avec un maximum pour le mois de décembre (252). On va même plus loin en donnant les meilleures chances de devenir centenaire aux natifs de ce dernier mois de l'année (61). Tout ceci concorde en tout cas avec les relations précédentes relatives au risque de maladie.

LE PASSÉ INFANTILE

Quels que soient les aléas de la vie périnatale, la période de l'enfance continue à laisser son empreinte sur notre santé. Quel meilleur exemple que l'inhabituelle fragilité cardiovasculaire des adultes qui ont été privés de nourriture au cours de leur enfance ou de leur adolescence, au moment du siège de Leningrad, l'actuel St-Pétersbourg (Russie), entre 1941 et 1944 ? (125).

Actuellement, le problème lié à l'enfance se pose davantage en termes d'accélération de la croissance, reflet de l'environnement de surabondance dans lequel évoluent les nouvelles générations – à commencer par l'allaitement artificiel et l'introduction précoce des aliments solides. Or, le simple fait d'être en surpoids à cet âge augmente le risque de mourir prématurément, excès de mortalité qui a été estimé entre 50 à 80 %. Une étude menée chez des indiens d'Arizona nés entre 1945 et 1984 et suivis à partir de leur 11ème année, indique que l'obésité, mais aussi l'hypertension artérielle et les troubles de la glycémie dans l'enfance, augmentent nettement le risque de mourir avant 55 ans (77).

CE QUE L'ENFANT VIT, L'ADULTE EN PÂTIRA

Parmi les facteurs environnementaux auxquels nous sommes confrontés dans l'enfance et dont dépend notre santé durant toute la vie, il y a le milieu social, l'exposition au soleil, la pollution, le stress, l'activité physique et bien sûr l'alimentation.

Il existe incontestablement un lien entre notre appartenance sociale dans l'enfance, évaluée sur la profession du père et le revenu familial, et notre santé. Notre position sociale et nos éventuels facteurs de risque à l'âge adulte ne suppriment pas cette relation.

Les personnes issues d'un milieu défavorisé présentent l'empreinte biologique de cette origine (164). Globalement, l'origine modeste est synonyme de davantage de facteurs de risque à l'âge adulte, ce qui prédispose au diabète et aux maladies cardiovasculaires : il y a plus de graisses dans le ventre, une pression artérielle plus haute, des artères plus épaisses, moins de bon cholestérol (HDL), plus de résistance à l'insuline et d'inflammation (83, 152). Parmi des étudiants en médecine, pourtant destinés à connaître un statut socioéconomique élevé, une étude a révélé que ceux qui viennent d'un milieu défavorisé ont 2,4 fois plus de risque de développer prématurément une maladie des artères coronaires (120).

Les risques à long terme englobent aussi les affections respiratoires et les cancers liés au tabac, à commencer par celui du côlon (59, 133).

En termes d'ensoleillement dans l'enfance, les effets à distance d'un défaut d'exposition sont largement méconnus par rapport au risque de mélanome si redouté, et si relayé par les médias. Pourtant, plus encore qu'à l'âge adulte, le manque de soleil est dommageable pour la santé future en provoquant un déficit en vitamine D : les personnes qui ont été sous-exposées dans l'enfance ont plus de risque de développer une hypertension artérielle, un accident cardiovasculaire, un diabète, une ostéoporose, une maladie auto-immune (dont la polyarthrite rhumatoïde, la sclérose en plaques et le diabète de type 1), et même un des principaux cancers. Une étude présentée en 2006 par l'Association américaine pour la recherche sur le cancer indique en particulier que l'ensoleillement des filles en pleine puberté joue un rôle majeur sur leur propension à développer plus tard un cancer du sein, les femmes les plus ensoleillées entre 10 et 19 ans voyant ainsi leur risque diminuer de 40 %.

Période de haute sensibilité aux toxiques, l'enfance a aussi de ce point de vue des effets sur la santé à long terme. Comme à l'âge adulte, l'exposition provient surtout de l'environnement intérieur, tant celui de la crèche et de l'école que de la maison. Un lien a surtout été remarqué avec le cancer du sein, notamment chez les femmes américaines qui étaient adolescentes en 1945 – période correspondant au pic d'utilisation du fameux DDT aux États-Unis – et dont le risque était multiplié par 5 (52).

Quant au tabac, le risque d'avoir un cancer du poumon augmente logiquement chez ceux qui ont été exposés au tabagisme de leurs parents durant l'enfance, même s'ils n'ont jamais fumé. Des dosages sanguins réalisés chez des écoliers allemands révèlent même que le tabagisme passif dans l'enfance augmente le taux de mauvaises graisses et l'inflammation, prédisposant ainsi à une athérosclérose prématurée.

À l'instar du stress prénatal, les traumatismes psychiques subis dans l'enfance (abus sexuel, violence domestique,...) ont des effets à distance sur la santé adulte, et pas seulement sur la santé mentale. L'une des premières études à avoir détecté de telles conséquences a été menée sur des individus nés en Finlande entre 1934 et 1944, et envoyés dans une famille d'accueil vers l'âge de 5 ans au moment de la Seconde Guerre mondiale : leur risque de diabète et surtout de maladie cardiovasculaire à l'âge adulte s'est avéré beaucoup plus important (5). Ce genre de stress dans l'enfance peut même augmenter le risque de cancer du poumon plus tard dans la vie, sans être d'ailleurs totalement expliqué par le tabagisme, lequel est particulièrement précoce dans ce contexte (39).

Le risque de développer une maladie à l'âge adulte, en particulier d'origine cardiovasculaire, a aussi été associé au manque d'activité physique dans l'enfance (8, 81).

A fortiori, le fait d'être victime d'une maladie chronique dans sa jeunesse compromet l'état de santé adulte. On sait que 60 % de ceux qui ont survécu à un cancer infantile, le plus souvent une leucémie, un lymphome ou une tumeur cérébrale, auront un autre problème de santé plus tard dans la vie, qu'il s'agisse d'un second cancer, d'un diabète ou d'un problème cardiovasculaire.

LA CROISSANCE PRÉDICTIVE

De génération en génération, la croissance des enfants ne cesse de se dégrader. En plus d'être de plus en plus grands, ils sont de plus en plus gros et le restent de plus en plus souvent à l'âge adulte. Et cela ne date pas d'aujourd'hui ! En Grande-Bretagne, par exemple, en l'espace de seulement 12 ans, on a remarqué que par rapport aux individus qui sont nés en 1946, ceux nés en 1958 sont déjà plus grands à la naissance, se développent plus vite dans l'enfance et affichent à l'âge adulte une corpulence et un tour de taille plus élevés (138).

Or, on ne peut dissocier notre destinée de la façon dont nous avons grandi ou grossi dans l'enfance ou l'adolescence, sa valeur prédictive semblant même plus importante que la corpulence affichée à l'âge adulte. Le simple fait d'avoir été enrobé à cet âge augmente le risque de maladie, et ce même après avoir maigri plus tard dans la vie (41).

C'est indiscutablement l'aspect chaotique de la croissance qui est le plus préjudiciable pour la santé, où de petites mensurations à la naissance se combinent à une accélération de la croissance par la suite. Dans son ouvrage intitulé *Un bon départ dans la vie*, David Barker souligne « ...que l'origine des cardiopathies et du diabète repose dans une sous-alimentation dans l'utérus et avant un an, suivie par une prise de poids compensatoire durant l'enfance ». Il souligne par là le fait que tout rattrapage aggrave malheureusement les conséquences à long terme, surtout s'il débute seulement après l'âge de 2 ans. Par exemple, parmi les adultes obèses, ceux qui développent un syndrome métabolique, et qui sont donc le plus à risque, avaient en général un gabarit plus petit que les autres dans l'enfance (178, 219).

En conséquence, des corpulences identiques à l'âge adulte peuvent correspondre à des courbes de croissance très différentes, et donc à des risques de maladies également très différents. C'est ce qui explique que les enfants obèses qui étaient déjà de gros bébés à la naissance ont un meilleur profil métabolique et moins de graisse dans le ventre que ceux dont le poids de départ était normal ou bas (34).

Bien qu'une croissance lente soit un facteur de protection, et même de longévité, tant qu'elle reste dans les limites de la normale, la croissance infantile est un état physiologique, et à ce titre il est normal qu'elle s'accélère à certains moments.

C'est le cas au cours des deux premières années, tranche d'âge au cours de laquelle un développement accéléré ne paraît pas contraire à la santé future, à partir du moment où il reste dans des limites fixées par la courbe staturo-pondérale du carnet de santé. Dans ce cas, c'est la masse maigre et non la masse grasse qui augmente le plus. Mais si le développement est trop rapide, le gain de poids à cet âge encourage le stockage des graisses, dans le ventre notamment, et accroît les risques d'obésité et de diabète plus tard dans la vie.

À l'inverse, pendant cette même période, certains enfants ont une croissance trop lente. Bien qu'en bonne santé apparente, ils grandissent ensuite plus vite que les autres et démarrent prématurément leur puberté, ce qui ne les empêche pas de rester petits au cours de leur vie. Une fois devenus adultes, ces enfants ont plus de risque d'avoir un diabète, une maladie coronaire ou un accident vasculaire cérébral. Par rapport à un homme dont le poids à l'âge de un an dépassait les 12 kg, celui qui pesait moins de 9 kg devient coronarien trois fois plus souvent, et ce quel que soit son poids de naissance (74).

En revanche, à partir de 2 ans, une croissance rapide est toujours délétère, non seulement en termes d'obésité et de diabète mais aussi de maladie coronaire, de cancer et même d'asthme. Dans ce cas, en effet, c'est la masse grasse qui augmente plus vite que la masse maigre.

La part de responsabilité de la prise de poids dans l'enfance est déterminante dans les maladies cardiovasculaires survenant à l'âge adulte. Un enfant obèse est un futur coronarien en puissance, surtout si c'est un garçon, même si son poids a diminué par la suite (15, 248). L'obésité encrasse en effet très vite les artères, comme le prouve une étude présentée lors du congrès 2008 de l'*American heart association* et menée auprès de jeunes américains obèses, âgés de 14 ans en moyenne : en évaluant simplement l'épaisseur de leurs artères du cou par échographie-doppler, on a découvert que leur âge vasculaire correspondait à celui d'un adulte de 45 ans, soit 30 ans de plus que leur âge chronologique. De plus, on sait que la réactivité au stress, évaluée par l'élévation de la pression artérielle, s'accentue à chaque augmentation de l'indice de masse corporelle survenue entre 7 et 11 ans (70).

Au total, les individus qui souffrent d'infarctus du myocarde, d'hypertension artérielle ou d'accident vasculaire cérébral étaient typiquement petits et maigres jusqu'à l'âge de 2 ans, puis ont repris rapidement du poids dans l'enfance pour finalement aboutir vers 11 ans à une corpulence normale ou élevée ; toutefois, dans l'hypertension et les AVC, la croissance peut aussi rester lente en permanence (20, 69, 182).

L'excès de poids durant l'enfance a également sa part de responsabilité dans les cancers survenant à l'âge adulte, comme celui du côlon (109). Mais en matière de cancer, c'est surtout la façon de grandir qui a le plus d'impact, surtout si l'allongement s'amorce prématurément et prédomine au niveau des jambes. À noter que le cancer du sein est le principal concerné par cette relation avec la taille dans l'enfance, alors que paradoxalement sa fréquence diminue avec le surpoids à cet âge.

LA PUBERTÉ PRÉCOCE

Autre sujet d'inquiétude, en partie corollaire du précédent, la puberté. Aujourd'hui, les jeunes la débutent de plus en plus tôt, surtout les filles, en moyenne 2 ans avant les enfants de 1950. Cette précocité, entre 9 et 11 ans chez la fille, est favorisée par un surpoids dans l'enfance, mais aussi par des évènements périnataux, comme un petit poids de naissance et une exposition aux produits chimiques interférant avec les hormones (228).

Or, notre risque de maladie en dépend. Les adultes qui ont démarré leur puberté avant l'âge normal sont plus petits que les autres (après avoir été plus grand et plus gros à l'adolescence), grossissent plus facilement (surtout au niveau du ventre), ont une pression artérielle plus élevée et ont plus souvent des troubles métaboliques : on reconnaît là le syndrome métabolique, qui prédispose notamment à devenir diabétique, hypertendu ou cardiaque (97, 107, 119, 131, 201). Certains cancers féminins, comme ceux du sein, de l'ovaire et de l'endomètre, sont également associés à une puberté prématurée (90).

Enfin, les petits maux indissociables de cette période, comme l'acné, peuvent présager du risque de maladie plus tard dans la vie. Pour un garçon, le fait d'avoir de l'acné à l'adolescence a été associé à une plus grande susceptibilité au cancer de la prostate, alors que son risque coronarien semble diminuer (84, 239). Chez la fille, les boutons disgracieux cachent souvent la présence d'ovaires polykystiques, qui peuvent conduire au diabète ou à une maladie cardiovasculaire.

ENFANT MAL NOURRI, ADULTE FRAGILE

La période de l'enfance ou de l'adolescence est particulièrement sensible aux influences alimentaires. Étant donné que près de 50 % des jeunes ont été allaités artificiellement et que 80 % d'entre eux mangent moins de 5 fruits et légumes par jour, *dixit* l'étude nationale nutrition santé 2006, il paraît légitime d'évaluer les effets délétères à l'âge adulte d'une mauvaise alimentation à cet âge.

La première alimentation est celle apportée par le lait. Il est désormais bien établi que le fait d'échapper à l'allaitement maternel prédispose à certaines maladies adultes. Les raisons en sont simples : encore trop de protéines dans le lait artificiel et surtout l'inéluctable absence plus de 200 éléments biologiquement actifs propres au lait maternel (anticorps, hormones, facteurs de croissance, cellules immunocompétentes, enzymes,...). Toutefois, les bénéfices escomptés de l'allaitement au sein ne se conçoivent que par rapport à une composition idéale du lait maternel, qui tend malheureusement à disparaître en raison des changements nutritionnels et toxiques auxquels les femmes enceintes ou allaitantes sont soumises. Malgré ces réserves, le lait maternel reste la meilleure nutrition après la naissance pour la santé à long terme.

Conformément au principe de programmation nutritionnelle, le lait artificiel ne fait qu'accélérer le développement. Un enfant nourri au biberon grossit et grandit plus vite, ce qui le rend déjà plus sensible à l'asthme et au cancer à son âge. Mais surtout, une fois devenu adulte, il a une plus forte corpulence, un cholestérol et une glycémie plus élevés, une pression artérielle plus haute et des artères plus sensibles à l'athérosclérose, de quoi le prédisposer à l'obésité, au diabète et aux maladies cardiovasculaires (96, 148, 183, 184, 204). Même lorsqu'on a été un bébé chétif, le fait d'avoir été nourri avec un lait trop riche en protéines accroît le risque de syndrome métabolique à l'âge adulte : au Congrès 2008 des sociétés françaises médico-chirurgicales pédiatriques, des chercheurs de l'INRA ont montré en effet que des ratons ayant un retard de croissance intra-utérin et alimentés avec un lait hyperprotéiné juste après la naissance – et seulement en période néonatale – ont à l'âge adulte un poids plus élevé, plus de graisses dans le ventre et des taux d'insuline multipliés par trois.

Ne pas avoir été allaité au sein augmente aussi le risque de cancer, en particulier celui du sein chez la femme (149).

Plus tard dans l'enfance, l'alimentation reste l'un des piliers de la programmation. Bien que l'on manque cruellement de travaux évaluant la relation entre ces deux paramètres, il est clair que l'alimentation adoptée à cet âge contribue encore à fixer le métabolisme énergétique, dans des proportions évidemment bien moindres qu'aux périodes prénatale et périnatale. Quoi qu'il en soit, un adulte qui a eu de mauvaises habitudes alimentaires dans l'enfance ou l'adolescence est plus sujet aux maladies cardiovasculaires, au diabète, au cancer ou à l'ostéoporose.

En matière d'athérosclérose, les facteurs alimentaires qui accélèrent sa formation dans l'enfance, et qui rendent déjà les vaisseaux plus rigides à cet âge, sont identiques à ceux de l'adulte (171, 217). Si l'on pointe du doigt l'excès calorique, les adultes ayant été privés de nourriture au moment de leur puberté, comme ceux qui ont vécu le siège de Leningrad (actuel St Pétersbourg) entre 1941 et 1944, ont pourtant une pression artérielle plus haute et font également davantage d'accidents cardiovasculaires (233).

Pour ce qui est du cancer, l'impact nutritionnel est même souvent plus important qu'à l'âge adulte, comme l'illustre le cas du soja, dont la consommation s'avère beaucoup plus protectrice contre le cancer du sein lorsqu'elle débute dans l'enfance, et non à l'âge adulte ou même à l'adolescence (122).

Certaines études mettent en cause la consommation de produits laitiers au cours de l'enfance dans la survenue d'un cancer à l'âge adulte, d'autant qu'elle influence la taille. En tout cas, dans le cadre de la *Boyd Orr Cohort*, où près de 5000 enfants d'Angleterre et d'Écosse ont été suivis pendant plus de 60 ans, ce risque augmente nettement pour le côlon et le rectum chez ceux qui ont mangé beaucoup de produits laitiers dans l'enfance, alors qu'il diminue lorsque l'apport en fruits et légumes était élevé : plus de 2 verres de lait quotidiennement suffisent à multiplier la probabilité d'un cancer de l'intestin par trois (153, 254).

Chez la fille, le fait de manger régulièrement des viandes rouges ou des produits sucrés ou gras (comme le beurre et les frites) augmente son risque ultérieur de cancer du sein, en particulier avant qu'elle soit plus tard ménopausée (78, 79, 141, 162).

À l'inverse, une restriction alimentaire pendant l'enfance pourrait diminuer globalement le risque de cancer à l'âge adulte, comme cela a été suggéré pour le cancer du côlon chez les enfants victimes de la famine hollandaise (60).

ORIGINE LOINTAINE DU CANCER DU SEIN

Laissons de côté le diabète et les maladies cardiovasculaires, pour lesquels l'origine lointaine est maintenant bien établie, et intéressons-nous au cancer du sein. Symbolique à plus d'un titre, il est devenu en 50 ans l'un des fléaux pour lesquels aucune explication convaincante n'a pu être fournie, tant au niveau génétique que comportemental.

Car si une femme sur dix en souffre au cours de sa vie, ce n'est que rarement à cause d'une anomalie génétique héritée des parents. La proportion de femmes malades porteuses d'un gène muté à haut risque ne dépasse pas globalement 5% des cas, et 20% parmi celles à qui on a diagnostiqué la maladie avant leurs 40 ans ou qui ont des cas semblables dans leur famille. Et si beaucoup de facteurs de risque présents à l'âge adulte peuvent contribuer à en déclencher l'apparition, il faut bien admettre qu'on ne trouve aucun élément déterminant dans un bon nombre de cas. En particulier, les végétariennes n'ont pas beaucoup moins de risque de développer la maladie que les omnivores.

Il est pourtant évident que l'essentiel des variations géographiques de l'incidence du cancer du sein s'explique par des différences d'environnement.

Dans ces conditions, il est légitime d'envisager le rôle du passé lointain, au sens où la véritable initiation de ce cancer se ferait au cours du développement précoce des seins. Les études en ce domaine ne manquent pas et les arguments accumulés sont suffisants pour considérer un bébé fille surdimensionné (en poids, en taille ou en tour de tête) ou une grande et mince adolescente comme un candidat potentiel à ce cancer.

Les expériences vécues par une femme à l'aube de sa vie sont capables d'affecter la maturation de son tissu mammaire et d'en fixer pour toujours le potentiel de transformation. On sait qu'une rate dont la mère a consommé beaucoup de « mauvaises » graisses oméga-6 (sous forme d'huile de maïs) ou de l'alcool pendant la gestation développe plus souvent une tumeur mammaire quand elle est exposée à un cancérogène (102, 103).

Le sein n'est pas complètement différencié tant que la femme n'a pas donné naissance à son premier enfant. Mais comme tous les organes, il commence à se développer très tôt dans la vie, bien avant la naissance. Programmé puis reprogrammé à des phases clés de sa longue maturation, en particulier durant la vie fœtale puis à la puberté, le tissu mammaire est alors très sensible à l'environnement en général. Une même exposition peut donc avoir des effets opposés selon le moment où elle survient : si votre mère a pris trop de poids pendant sa grossesse, vous aurez plus de risque d'avoir un cancer du sein, alors que si vous-même avez grossi anormalement dans l'enfance, cette probabilité diminuera (58).

La cancérogenèse mammaire pourrait donc débuter avant même la naissance. Et c'est là que les cellules souches entrent en scène. Ces cellules au nom bien connu, et aux propriétés si particulières, prolifèrent lorsque la croissance intra-utérine est stimulée : par conséquent, il paraît logique que l'intervention des cellules souches soit tout particulièrement incriminée dans le cancer du sein de la femme jeune (88). Ce sont surtout les travaux de John Dick, chercheur à l'université canadienne de *Health Network*, et pionnier de la discipline, qui ont fait avancer ce concept dans les années 1990.

Comme tous les organes, le sein possède cette variété cellulaire afin de s'adapter aux différentes phases de la vie génitale, comme la grossesse et l'allaitement. À chaque étape de cette évolution, il faut en effet pouvoir fournir des cellules différenciées qui formeront l'essentiel du tissu mammaire. Or, le nombre de cellules souches est en partie fixé autour de la naissance, puis évolue entre la puberté et la première maternité (216). Des « agressions » précoces, en particulier métaboliques ou chimiques, stimuleraient anormalement le développement de la glande mammaire, et augmenteraient la quantité de cellules souches, qui de normales deviendraient cancéreuses (215), de la même manière que des facteurs protecteurs précoces – tels que la consommation régulière de soja avant la puberté – en diminueraient le nombre (259).

Il est prouvé que le pool de cellules souches dont dispose une femme au cours de sa vie est d'autant plus important que sa mère a pris beaucoup de poids pendant la grossesse, que son poids de naissance est élevé, que ses seins sont denses à la mammographie ou qu'elle débute tardivement sa première maternité. Or, chacun de ces facteurs est connu pour accroître le risque de cancer du sein.

On sait aussi que la probabilité de souffrir de cette maladie est proportionnelle au taux d'hormones mesuré au début de la vie, dont dépend à son tour le degré de prolifération des cellules. Or, l'adolescence et surtout la période périnatale sont des moments critiques pour la maturation du système neuroendocrinien qui contrôle la quantité d'hormones produites par les ovaires.

Au début des années 1990, le chercheur Dimitrios Trichopoulos fut le premier à évoquer ce mécanisme hormonal et à désigner les estrogènes comme les principaux acteurs de la cancérogenèse mammaire. Plus une mère a d'estrogènes pendant sa grossesse, plus sa fille aura un poids de naissance élevé et risquera de développer un cancer du sein plus tard dans sa vie. Pourtant, malgré des taux d'estrogènes particulièrement élevés pendant leur grossesse, les femmes asiatiques ont aussi un risque plus faible d'avoir un cancer du sein : ce paradoxe s'explique apparemment par leur forte consommation en acides gras oméga-3, qui vient contrebalancer l'effet pro-cancer des oméga-6, ce qui n'est pas le cas des caucasiennes.

Mais qu'est-ce qui peut influencer le taux d'hormones à cette phase de la vie ? Au cours de la période intra-utérine, l'excès d'estrogènes peut provenir soit de la mère elle-même lorsqu'elle en fabrique trop – à cause d'un surpoids, d'une alimentation trop riche en graisses ou d'une consommation d'alcool par exemple –, soit des produits chimiques auxquels elle est exposée (189, 210, 251). Parmi eux, le bisphénol A, un perturbateur endocrinien omniprésent dans les plastiques, a la propriété chez l'animal exposé *in utero* d'accélérer le développement de la glande mammaire au moment de la puberté et d'induire une hyperplasie à l'âge adulte, deux conditions qui mènent tout droit au cancer du sein (168, 253).

Pour une femme ménopausée, le risque de cancer du sein dépend surtout de la quantité d'estrogènes à laquelle elle a été en contact avant sa ménopause, quantité qui augmente d'autant plus qu'elle est en surpoids et que son poids de naissance était bas (73). En revanche, le cancer de la femme jeune dépend plutôt des facteurs de croissance IGF (*Insulin-like Growth Factors*), dont le taux augmente en cas de gros poids de naissance. Grâce à l'imagerie IRM, on sait que les jeunes filles qui ont beaucoup d'hormone de croissance en circulation ont un tissu glandulaire très développé (dont témoigne sa richesse en eau), ce qui conduit plus tard dans la vie à avoir des seins très denses à la mammographie, et donc à un risque élevé de cancer.

Comme pour beaucoup de maladies chroniques, la période périnatale s'impose donc comme une des clés de la susceptibilité au cancer du sein (92). D'ailleurs, la densité mammographique, LE critère qui permet de chiffrer le risque de cancer du sein, est étroitement liée aux mensurations à la naissance (poids, taille et périmètre crânien) : plus un bébé fille est surdimensionné, plus ses seins seront denses au cours de sa vie de femme, et plus elle sera prédisposée au cancer (46).

La relation avec le poids de naissance n'est plus à démonter. Plus celui-ci est élevé, plus une femme sera prédisposée. Ceci concorde avec le fait que les caucasiennes, réputées plus à risque que les asiatiques, ont en moyenne un plus gros poids de naissance. Déjà, parmi des femmes nées au début du siècle dernier (entre 1915 et 1929), on a remarqué que celles qui pesaient plus de 4 kg à la naissance ont été 3 fois plus souvent touchées avant leurs 50 ans, alors que celles qui étaient maigres ou jumelles ont été relativement épargnées par la maladie (156, 161). Le cancer du sein se voit aussi chez les femmes dont les mères avaient pris trop de poids pendant la grossesse (222, 268).

Ce qui se passe dans les premiers mois après la naissance a également son importance. Les femmes qui ont perdu ou repris trop de poids autour de la valeur minimum des premiers jours après l'accouchement ont plus souvent un cancer du sein avant leur ménopause, de même que celles qui n'ont pas été allaitées au sein (16, 130).

Si une part du risque est fixée très tôt, c'est en tout cas avant l'âge de 20 ans que le mode de vie peut influencer le plus la probabilité d'avoir un cancer du sein.

La principale situation à risque est celle où la fillette grandit rapidement au moment où ses seins se développent, ou en tout cas plus qu'elle ne grossit ; à cet âge, la graisse corporelle est en effet plutôt protectrice. D'ailleurs, les femmes qui ont subi une privation alimentaire sévère durant l'enfance ou l'adolescence, lors du blocus d'Amsterdam en 1945 ou du siège de Leningrad (actuel St Pétersbourg) entre 1941 et 1944, développent davantage de cancers du sein que les autres (124).

Chez des Danoises suivies au cours de leur scolarité, on a montré que le fait de grandir rapidement entre 8 et 14 ans, ou d'être particulièrement grande ou mince à l'âge de 14 ans, est associé au risque de cancer du sein plus tard dans la vie : celui-ci est même majoré de 40 % pour celles qui atteignent leur taille définitive avant de fêter leurs 12 ans, par rapport à celles dont la taille maximale n'est obtenue qu'après l'âge de 17 ans (3, 136). Entre deux adolescentes de 1,67 m et de 1,51 m par exemple, la probabilité d'avoir un jour un cancer du sein est augmentée de moitié pour la première (13).

À ce propos, une étude réalisée chez des fillettes américaines établit une forte relation entre la consommation de produits laitiers dans l'enfance et la vitesse d'allongement, un facteur de risque bien établi de cancer du sein (30).

Le cancer du sein touche plus souvent les femmes qui ont commencé à se transformer avant l'âge de 12 ans. D'ailleurs, le volume de la poitrine à l'âge adulte trahit la rapidité avec laquelle le tissu glandulaire s'est développé au moment de la puberté, du moins chez les minces, excluant ainsi la simple accumulation de graisse sous-cutanée : en l'absence de surpoids, des seins généreux témoignent donc du risque ultérieur de cancer du sein (126).

La pollution est également mise en cause, car la puberté est une période de grande vulnérabilité chimique, surtout au niveau mammaire. La moindre exposition – même à doses infimes – suffit à augmenter le risque. Les perturbateurs endocriniens mimant l'action des estrogènes, comme les pesticides, sont particulièrement incriminés. Dans la population américaine, on a montré que les femmes qui ont été en contact avec le DDT avant leurs 14 ans, au cours des années d'utilisation massive de ce produit aux États-Unis, développent cinq fois plus souvent la maladie, alors qu'une exposition plus tardive n'a visiblement aucune conséquence (52). Même son de cloche avec le tabac, dont la responsabilité est surtout retenue lorsque l'exposition débute à l'adolescence ou en tout cas avant la première grossesse.

Enfin, le rôle de l'alimentation infantile est moins clair, bien qu'il paraisse plus important qu'à l'âge adulte. Logiquement, le fait de manger régulièrement des viandes rouges, des aliments gras ou sucrés a été plusieurs fois incriminé.

Un modèle transgénérationnel commence aussi à voir le jour. Les expérimentations animales conduites par Michael Skinner et son équipe sur la toxicologie épigénétique laissent à penser que l'augmentation régulière du nombre de cancers du sein pourrait être due en partie aux effets transgénérationnels de la pollution chimique à laquelle les femmes sont de plus en plus exposées depuis quelques décennies (12).

Dans l'espèce humaine, certaines études indiquent que les modalités de la croissance d'une femme peuvent influer le risque de cancer du sein chez sa ou ses filles. D'après une étude menée chez des Finlandaises nées entre 1934 et 1944, les mères aux hanches larges, ayant bénéficié de taux élevés d'hormones sexuelles au moment de leur adolescence puis pendant leur grossesse, ont jusqu'à 7 fois plus de risque d'avoir une de leurs filles atteinte d'un cancer du sein (18) ; relation qui se vérifie aussi avec la taille de la mère, un autre marqueur du développement pubertaire (129).

Pour conclure, si de nombreux facteurs de risque présents à l'âge adulte ont un rôle déclencheur indiscutable, le cancer du sein semble avant tout prédéterminé par des modifications précoces de l'environnement, qui façonne le développement de la glande mammaire. L'explosion de l'incidence de ce cancer, comme celle de la plupart des maladies chroniques, est indissociable des conditions dans lesquelles se développent les nouvelles générations. Pour ralentir cette évolution, il faudrait parvenir à freiner les vitesses de croissance et de maturation sexuelle des filles, et ce dès la vie intra-utérine. La lutte contre les facteurs qui augmentent le taux d'estrogènes chez la mère, à commencer par la prise de poids, la malbouffe et l'exposition aux produits chimiques, pourraient alors porter ses fruits.

CONCLUSION

Pourquoi devient-on malade ? Vaste question, s'il en est, qui a longtemps souffert des limites imposées par le dogme génétique et la polarisation des études épidémiologiques autour de l'âge adulte. La compréhension de la flambée des maladies n'en est pour cette raison qu'à ses débuts. Mais de nouveaux concepts ont récemment vu le jour et ont révolutionné notre approche de la santé. Ce qui est sûr, c'est que la destinée ne se résume pas au catalogue des gènes, qui n'est que le reflet de ce qu'on pourrait devenir, et non de ce qu'on devient.

À l'interface de nos gènes et de l'environnement se situe l'épigénétique, un paramètre biologique qui nous rend plus « plastique » qu'on ne le pensait jusqu'alors, et qui nous permet de garder en « mémoire » les traces du passé, même les plus éloignées qui soient. La partie innée, héritable, de notre vulnérabilité aux maladies n'a donc pas seulement une composante génétique, fruit d'une lente adaptation à l'échelle de l'évolution, mais aussi une composante épigénétique, fruit d'une adaptation rapide à l'échelle de quelques générations.

On ne compte plus les études montrant que la plupart des maladies de l'adulte prennent racine dans des évènements lointains, survenus avant ou après la naissance. Des liens si forts que ces derniers peuvent représenter des facteurs de risque à part entière, au même titre que ceux présents à l'âge adulte. Initialement restreinte à la période fœtale, au cours de laquelle la maturation des organes est maximale, ce phénomène de programmation précoce des maladies a été progressivement étendu au développement dans son ensemble, même si la période intra-utérine conserve la particularité de pouvoir laisser de plus lourdes séquelles à long terme.

Ces influences à distance ont le pouvoir de créer de toutes pièces une prédisposition à certaines maladies en modifiant très tôt et de façon durable l'expression des gènes et la physiologie de l'organisme, alors que les gènes eux-mêmes ne sont pas directement en cause – au sens où l'entend la génétique classique. La réalité de l'effet programmateur de l'environnement précoce, déjà acquise pour les problèmes métaboliques et cardiovasculaires, a tendance à se généraliser à la plupart des pathologies courantes, et notamment aux cancers, à l'ostéoporose, à la dépression, aux maladies neurodégénératives et même auto-immunes.

La possibilité de transmettre des expériences de la vie à travers les générations est une découverte encore plus récente. Un faisceau d'arguments laisse à penser que notre état de santé n'est pas indifférent aux conditions de vie qu'ont connues nos parents, grands-parents ou même arrières grands-parents, comme l'envisageait voici deux siècles le naturaliste Lamarck. Cette composante environnementale de notre héritage génétique sous-entend que des « souvenirs » peuvent voyager de génération en génération, à l'instar de ce que les psys appellent les « fantômes », sensés transmettre des traumatismes psychiques ancestraux. Cette cascade transgénérationnelle est un scénario logique pour expliquer pourquoi les individus sont de plus en plus sensibles à l'environnement et de plus en plus prédestinés à tomber malades, et pourquoi ils vont être de plus en plus contraints à adopter de saines habitudes de vie, loin, très loin, du modèle occidental.

Les concepts de programmation développementale et d'héritage environnemental, qui permettent de comprendre comment une maladie peut survenir en l'absence de gènes de prédisposition, sont complémentaires. Par leur combinaison, chacun d'entre nous devient le maillon d'une longue chaîne intergénérationnelle. Le tableau suivant en résume les principales interactions.

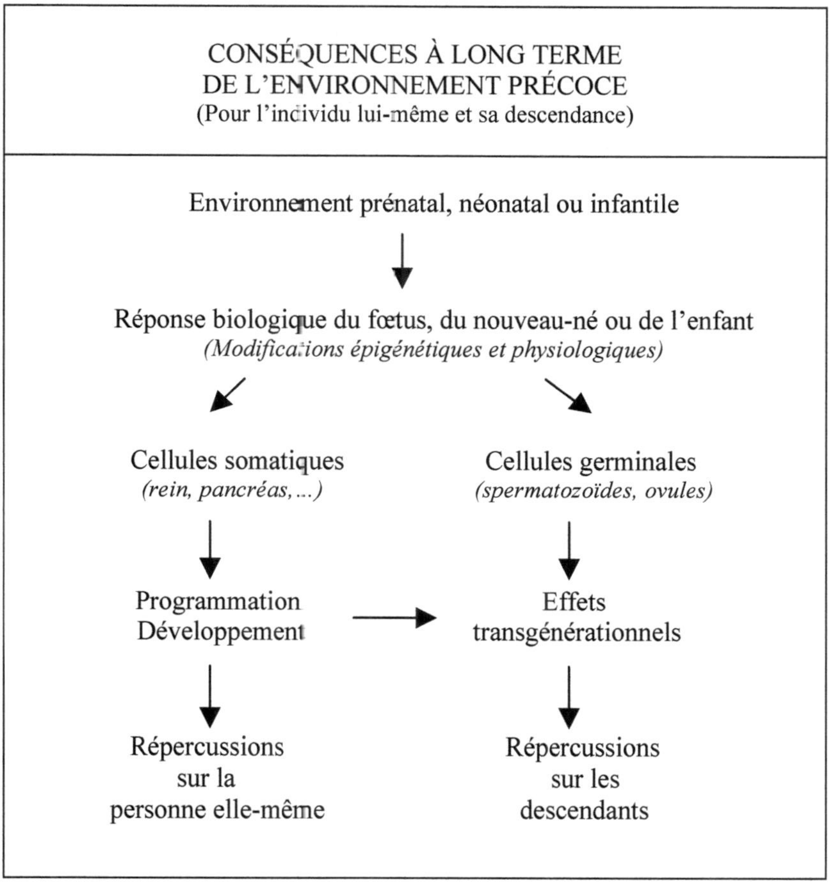

En termes de santé publique, la portée de ces phénomènes est immense. Pour lutter contre les maladies de civilisation, on ne peut donc plus se contenter d'agir sur les facteurs de risque durant la vie, car il est difficile d'imaginer qu'on sera en mesure d'obtenir des adultes des changements de comportements suffisamment profonds pour empêcher une mauvaise programmation de s'exprimer. Faut-il par exemple continuer à comptabiliser les hypertendus et à les traiter médicalement, ou bien lutter contre le tabagisme des femmes enceintes, le petit poids de naissance, l'absence d'allaitement au sein, l'excès de sel dans l'enfance et l'obésité infantile ?

Le vrai combat contre les grands fléaux que sont surtout l'obésité, le diabète, les maladies cardiovasculaires et le cancer se situe donc plutôt dans la vie prénatale et l'enfance de chaque génération. L'amélioration du mode de vie et de l'environnement, prioritaire chez les enfants et des femmes enceintes, devrait idéalement concerner tous les jeunes en âge de procréer. Mais notre vision encore trop idyllique de l'enfance nous empêche de prendre conscience de l'origine des choses. Sans atteindre l'objectif idéal qui serait de faire disparaître tous les cas de programmation anormale, le fait de réduire les anomalies du poids de naissance serait déjà un grand pas de franchi. De fait, la responsabilité de tous les parents est engagée pour améliorer la santé des générations suivantes.

Malgré l'essor considérable de la recherche, de nombreuses questions demeurent toutefois en suspens. On ne connaît pas encore l'ensemble des gènes mis en jeu dans les phénomènes épigénétiques qui accompagnent la programmation précoce et l'héritage transgénérationnel, les messages qu'ils véhiculent, ni leur degré de réversibilité. On ne dispose pas non plus de marqueur capable d'affirmer qu'un individu a été mal programmé, et donc d'envisager des mesures de prévention particulières à son égard et pour ses descendants. S'il était possible de connaître précisément l'état de programmation dont une personne a fait l'objet ou dont elle a hérité de ses ancêtres, cela permettrait d'adapter dès le départ son environnement. Peut-être pourra-t-on bientôt y parvenir grâce à la l'analyse de l'épigénome ? Mais, en pratique, on ne peut que cibler les profils à risque particulièrement évidents, comme ceux qui ont subi des « agressions » environnementales au début de leur vie, *a fortiori* lorsque leurs mensurations à la naissance ou plus tard dans l'enfance étaient anormales.

En attendant que la science démontre l'importance de ces phénomènes dans l'espèce humaine, avons-nous meilleur argument que celui-ci pour changer notre manière de vivre, ne serait-ce que pour le bien de notre descendance ? Nous pouvons non seulement nous protéger des maladies, mais également protéger notre descendance. Méditons sur ces quelques mots du professeur Marcus Pembrey, l'un des acteurs de cette aventure scientifique : « *Nous sommes les gardiens de notre génome* » !

GLOSSAIRE

ADN : macromolécule contenant les gènes et dont la configuration dans l'espace dépend des informations épigénétiques portées par les protéines qui l'entourent (les histones). Voir aussi *génome*.

Âge gestationnel : correspondant à la durée de la grossesse, et plus précisément à l'intervalle entre les dernières règles et l'accouchement. On parle par exemple de faible poids de naissance pour l'âge gestationnel pour le distinguer des cas liés à une prématurité.

Bisphénol A : produit chimique appartenant à la famille des perturbateurs endocriniens, présent dans les plastiques contenant du polycarbonate (emballages alimentaires) et les résines époxy (ciment dentaire). Il augmente les risques d'obésité, de diabète et de cancer.

Cellules souches : cellules peu ou pas différenciées, présentes dès le stade embryonnaire et persistant à l'âge adulte dans la plupart des tissus de l'organisme. Seules les cellules souches embryonnaires sont totipotentes, c'est-à-dire capables de donner naissance à n'importe quelle cellule de l'organisme. Les cellules souches somatiques, présentes dans le sang du cordon et chez l'adulte, ne sont que multipotentes, conduisant à quelques types cellulaires seulement.

Cellules souches cancéreuses : très rares cellules d'une tumeur, qui sont les seules à pouvoir donner naissance aux autres types cellulaires. Semblables aux cellules souches normales, dont elles partagent des marqueurs de surface, elles ont été identifiées dans les leucémies et de nombreux cancers solides (sein, côlon, cerveau, prostate, tête et cou).

Chromatine : composée des protéines qui entourent l'ADN (appelées histones), et dont la configuration spatiale conditionne l'expression des gènes en modifiant l'accès des facteurs de transcription de l'information génétique (les ARN).

Distilbène : ou diéthylstilbestrol (DES), hormone de synthèse utilisée en France entre 1950 et 1977 (date de son interdiction) chez les femmes enceintes pour prévenir les avortements et les accouchements prématurés.

Empreinte parentale : phénomène d'origine épigénétique, par lequel certains de nos gènes ne s'expriment que par un seul de leurs deux allèles, soit celui hérité de la mère, soit celui du père. Elle explique comment certaines maladies apparaissent plus volontiers si le père en est atteint, ou inversement la mère.

Épigénétique : terme désignant l'étude de l'hérédité non liée à la séquence de l'ADN. Toute modification épigénétique, comme la méthylation de l'ADN, influence l'expression des gènes et peut contribuer aux principales maladies.

Épigénome : ensemble des signaux chimiques fixés autour de l'ADN et régulant l'activité des gènes. Contrairement au génome, l'épigénome est plastique, remanié tout au long de la vie.

Génome : ensemble des séquences de l'ADN contant l'information génétique. Les gènes ne représentent qu'une infime partie de celui. L'immense majorité (95%) du génome ne produit donc pas de protéine (qualifiée auparavant d'ADN « poubelle »), bien que son rôle régulateur de l'expression des gènes soit important, à travers des zones particulières (promoteurs) et des ARN non-codants (dont les micro-ARN).

Génotype : ensemble des gènes, par définition invariable, contenant l'instruction génétique héritée des parents ; par opposition au phénotype, qui représente l'ensemble des caractères, et donc le résultat de l'expression des gènes, variable avec l'environnement.

Hypotrophie : poids de naissance inférieur au 10ème percentile, en pratique inférieur à 2,5 kg. On parle d'hypotrophie harmonieuse lorsque la taille et le périmètre crânien sont également diminués.

Macrosomie : poids de naissance supérieur au 90ème percentile pour l'âge gestationnel, en pratique supérieur à 4 kg. Les principales causes sont l'obésité et le diabète maternels.

Mendel : Botaniste autrichien qui a établi les lois de base de l'hérédité au XIXème siècle, fondées sur le code contenu dans l'ADN et la transmission de mutations d'une génération à l'autre selon une répartition prévisible. Contrairement à l'hérédité épigénétique, qui repose sur la façon dont l'information génétique est lue.

Méthylation : modification épigénétique consistant à ajouter ou à enlever un groupement chimique (dit méthyle) au niveau de l'ADN, et qui influence l'activité des gènes et responsable de la mise sous silence des gènes.

Mutation : modification structurelle de la séquence de l'ADN apparaissant – après échec des systèmes de réparation – spontanément ou sous l'effet de l'environnement. Selon le gène concerné, une mutation peut être responsable d'une maladie génétique (mutation d'origine parentale), d'un cancer (plusieurs mutations acquises) ou n'avoir aucune conséquence.

Neurogenèse : capacité du cerveau à fabriquer de nouveaux neurones à partir de cellules souches. Elle a lieu essentiellement dans l'hippocampe, la zone du cerveau impliquée dans la mémoire et les émotions. Un défaut de neurogenèse contribue à certaines maladies, dont la dépression.

Nutrigénétique : étude des interactions entre les gènes et l'environnement, et en particulier avec l'alimentation. La nutrigénomique étudie plus précisément les effets modulateurs des aliments sur le génome.

Paramutation : héritage génétique particulier, où le transfert de l'information épigénétique d'une génération à l'autre se fait indépendamment du gène lui-même.

Phénotype : profil d'expression des gènes, qui dépend en grande partie de l'épigénétique et qui contribue à la diversité de l'être humain. Fixé très précocement, il continue à évoluer avec l'environnement tout au long de la vie.

Poids de naissance : compris entre 2,6 et 4 kg, il peut diminuer anormalement (en raison d'un retard de croissance intra-utérin et/ou d'une prématurité) ou au contraire s'élever (en raison d'une accélération de la croissance, notamment en cas d'hyperglycémie maternelle).

Polymorphisme génétique : petites variations de la séquence d'ADN au sein de la population. Certains de ces polymorphismes entraînent une susceptibilité accrue à la maladie. Par exemple, les individus porteurs du variant apoE4 ont un risque cardiovasculaire et neurodégénératif plus important (voir SNP).

Prématurité : naissance survenant à moins de 8 mois de grossesse, soit avant 37 semaines d'absence de règles. De plus en plus fréquente, elle est favorisée par l'âge maternel élevé, les grossesses multiples, l'aide médical à la procréation et l'amélioration des techniques de réanimation en néonatalogie.

Programmation : réponse permanente de l'organisme à une « stimulation » ou une « agression » survenue au cours de son développement, responsable de changements durables du fonctionnement de certains organes, et sous-tendue par des mécanismes épigénétiques.

BIBLIOGRAPHIE

OUVRAGES DE RÉFÉRENCE

BARKER D., *Un bon départ dans la vie*, Éditions J. C. Lattès, 2004.

GLUCKMAN P. & HANSON M., *Developmental origins of health and disease*, Éditions Cambridge University Press, 2006.

GUIGNARD J. P., GOUYON J. B. & SIMEONI U., *Développement rénal et programmation des maladies cardiovasculaires*, Éditions Elsevier, 2005.

JUNIEN C., *Nutrigénétique du risque cardiovasculaire. Terrains génétiques et nutrition*, Tec & Doc Lavoisier, 2003.

MANDEL J. L., *Gènes et maladies*, Collège de France / Fayard, 2005.

PÀLDI A., *L'hérédité sans gènes*, Éditions Le Pommier, 2009.

SPIRE A., MARTIN N., KHAYAT D., *La recherche sur le cancer a-t-elle échappé au tout génétique ?*, Éditions Le bord de l'eau, 2006.

WEIL P., *Tous gros demain ?* Éditions Plon, 2007.

ÉTUDES INTERNATIONALES

(1) AERTS L. & VAN ASSCHE F. A., « Preuve chez l'animal du développement transgénérationnel du diabète », *International journal of biochemistry and cell biology*, 2006. 38(5-6) : 894-903.

(2) AHLGREN M. & coll, « Relation entre le poids de naissance et le risque de cancer », *Cancer*, 2007. 110(2) : 412-9.

(3) AHLGREN M. & coll, « Relation entre la croissance *in utero* et infantile et le cancer du sein », *International journal of gynecological cancer*, 2006. 16 (suppl2) : 569-75.

(4) AKCAKUS M. & coll, « Modifications vasculaires et lipidiques chez les nouveau-nés macrosomiques », *Hormone research*, 2007. 67(6) : 277-83.

(5) ALASTALO H. & coll, « Santé cardiovasculaire 60 ans plus tard chez les finlandais évacuées de guerre durant l'enfance », *Annals of medicine*, 2009. 41(1) : 66-72.

(6) ALATI R. & coll, « Origine fœtale de la dépression », *American journal of epidemiology*, 2007. 165(5) : 575-82.

(7) ALKEMADE F. E. & coll, « Facteurs de risque maternels et développement accéléré des maladies cardiovasculaires chez la descendance », *Arteriosclerosis, thrombosis, and vascular biology*, 2007. 27(10) : 2228-35.

(8) ANDERSEN L. B. & coll, « Relation entre l'activité physique dans l'enfance et les facteurs de risque d'athérosclérose », *Lancet*, 2006. 368(9532) : 299-304.

(9) ANDERSSON I. J. & coll, « Stress maternel chez la souris et développement de l'athérosclérose chez la progéniture », *American journal of physiology*, 2009. 296(3) : R663-71.

(10) ANWAY M. D. & SKINNER M. K., « Effets épigénétiques transgénérationnels du perturbateur endocrinien vinclozoline sur la prostate », *Prostate*, 2008. 68(5) : 517-29.

(11) ANWAY M. D. & SKINNER M. K., « Effets épigénétiques transgénérationnels des perturbateurs endocriniens et fertilité masculine », *Endocrinology*, 2006. 147 (suppl6) : S43-9.

(12) ANWAY M. D. & coll, « Répercussions épigénétiques sur plusieurs générations d'une exposition aux perturbateurs endocriniens pendant la gestation chez l'animal », *Science*, 2005. 308(5227) : 1466-9.

(13) BAER H. J & coll, « Relation entre la corpulence dans l'enfance et l'adolescence et le risque futur de cancer du sein chez la femme préménopausée », *Breast cancer research,* 2005. 7(3) : R314-25.

(14) BAKER J. L. & coll, « Relation entre le poids de naissance et la mortalité adulte », *Epidemiology*, 2008. 19(2) : 197-203.

(15) BAKER J. L. & coll, « Corpulence dans l'enfance et risque de maladie coronaire à l'âge adulte », *New England journal of medicine*, 2007. 357(23) : 2329-37.

(16) BARBA M. & coll, « Expositions périnatales et risque de cancer du sein », *Cancer causes control*, 2006. 17(4) : 395-401.

(17) BARBER R. C. & coll, « Effet transgénérationnel des radiations ionisantes », *Oncogene*, 2006. 25(56) : 7336-42.

(18) BARKER D. J. & coll, « Lien entre la croissance pubertaire des femmes et le risque de cancer du sein chez leurs filles », *American journal of human biology*, 2008. 20(2) : 127-31.

(19) BARKER D. J. & col, « Lien entre la croissance pubertaire des femmes et le risque de cancer de l'ovaire chez leurs filles », *American journal of human biology*, 2008. 20(6) : 659-62.

(20) BARKER D. J. & coll, « Relation entre la courbe de croissance infantile et la maladie coronarienne à l'âge adulte », *New england journal of medicine*, 2005. 353(17) : 1802-9.

(21) BARKER D. J. & coll, « Croissance *in utero* et pression artérielle chez la génération suivante », *Journal of hypertension*, 2000. 18(7) : 843-6.

(22) BARKER D. J. & coll, « Poids dans la petite enfance et décès par maladie coronaire », *Lancet*, 1989. 2(8663) : 577-80.

(23) BARKER D. J. & OSMOND C., « Mortalité maternelle et risque de décès par accident vasculaire cérébral chez les descendants », *Lancet*, 1987. 295(6590) : 83-6.

(24) BARKER D. J. & coll, « Mortalité infantile, nutrition dans l'enfance et maladie coronaire en Angleterre et Pays de Galles », *Lancet*, 1986. 1(8489) : 1077-81.

(25) BAYES H. K. & coll, « Mois de naissance et risque de sclérose en plaques dans la population écossaise », *European neurology*, 2009. 63(1) : 36-40.

(26) BAYOL S. A. & coll, « La malbouffe pendant la gestation ou l'allaitement favorise l'attirance des descendants pour les aliments gras et sucrés et leur tendance à l'obésité chez le rat », *British journal of nutrition*, 2007. 98(4) : 843-51.

(27) BECKER N. & coll, « Ordre de naissance, allergie et risque de lymphome », *Leukemia research*, 2007. 31(10) : 1365-72.

(28) BEHRMAN J. R. & coll, « La supplémentation nutritionnelle chez les filles influence la croissance de leurs enfants : étude prospective au Guatemala », *American journal of clinical nutrition*, 2009. 90(5) : 1372-9.

(29) BERGVALL N. & coll, « Relation entre le poids de naissance et le risque d'hypertension artérielle à l'âge adulte », *Circulation*, 2007. 115(23) : 2931-8.

(30) BERKEY C. S. & coll, « Consommation de produits laitiers et croissance en taille chez la fille », *Cancer epidemiology biomarkers and prevention*, 2009. 18(6) : 1881-7.

(31) BERTRAM C. & coll, « Effets transgénérationnels de la restriction nutritionnelle prénatale sur les fonctions cardiovasculaires et l'axe hypothalamo-hypophyso-surrénalien », *Journal of physiology*, 2008. 586(8) : 12217-29.

(32) BJORNSSONN H. T. & coll, « Changements individuels de la méthylation de l'ADN au cours du temps », *Journal of the american medical association*, 2008. 299(24) : 2877-83.

(33) BOLLATI V. & coll, « Changements de la méthylation de l'ADN chez les sujets exposés à de faibles doses de benzène », *Cancer research*, 2007. 67(3) : 876-80.

(34) BOUHOURS-NOUET N. & coll, « Un poids de naissance élevé et le gain de poids juste après la naissance protègent de l'insulinorésistance et de l'excès de graisse au niveau du tronc », *Diabetes care*, 2008. 31(5) : 1031-6.

(35) BRENNER A. V. & coll, « Relation entre le mois de naissance et le risque de tumeurs cérébrales à l'âge adulte », *Neurology*, 2004. 63(2) : 276-81.

(36) BRÉANT B. & coll, « Nutrition, glucocorticoïdes et développement du pancréas », *Hormone research*, 2006. 65 (suppl3) : 98-104.

(37) BRETON C. V. & coll, « L'exposition prénatale au tabac affecte la méthylation de l'ADN », *American journal of respiratory and critical care medicine*, 2009. 180(5) : 462-7.

(38) BROUWERS M. M. & coll, « Effet transgénérationnel du distilbène sur le risque d'hypospadias », *Human reproduction*, 2006. 21(3) : 666-9.

(39) BROWN D. W. & coll, « Risque accru de cancer du poumon après sévices dans l'enfance », *BMC public health*, 2010. 10 : 20.

(40) BURGESS J. A. & coll, « Relation entre l'adiposité durant l'enfance et le risque d'asthme à l'âge adulte », *European respiratory journal*, 2007. 29(4) : 668-75.

(41) BURKE V. & coll, « Obésité dans l'enfance et santé à l'âge adulte », *Clinical and experimental pharmacology and physiology*, 2006. 33(9) : 831-7.

(42) BYGREN L. O. & coll, « Effet de la nutrition des ancêtres sur la longévité des descendants », *Acta biotheoretica*, 2001. 49(1) : 53-9.

(43) CALVERT J. W ; & coll, « Programmation développementale résultant de l'obésité maternelle chez la souris : effet sur l'ischémie-reperfusion », *Experimental physiology*, 2009. 94(7) : 805-14.

(44) CATALANO P. M. & coll, « Les fœtus de mères obèses développent une insulinorésistance *in utero* », *Diabetes care*, 2009. 32(6) : 1076-80.

(45) CEELEN M. & coll, « Différences cardiométaboliques chez les enfants nés par fécondation *in vitro* », *Journal of clinical endocrinology and metabolism*, 2008. 93(5) : 1682-8.

(46) CERHAN J. R. & coll, « Relation entre les facteurs périnataux et la densité des seins à l'âge adulte », *Cancer epidemiology, biomarkers and prevention*, 2005. 14(6) : 1502-8.

(47) CHANG G. Q. & coll, « Alimentation maternelle riche en graisses et programmation fœtale : prolifération des neurones hypothalamiques impliqués dans la suralimentation et l'obésité », *Journal of neuroscience*, 2008. 28(46) : 12107-19.

(48) CHANG H. S. & coll, « Empreinte épigénétique transgénérationnelle de la lignée germinale mâle due à l'exposition à un perturbateur endocrinien pendant la détermination sexuelle gonadique », *Endocrinology*, 2006. 147(12) : 5524-41.

(49) CHEN J. H. & coll, « La restriction protéique maternelle affecte la croissance postnatale et les protéines impliquées dans la régulation de l'espérance de vie chez la souris », *PLoS Medicine*, 2009. 4(3) : e4950.

(50) CHOI J. Y. & coll, « Relation entre l'âge parental et le risque de cancer du sein chez la descendance », *BMC cancer*, 2005. 5 : 143.

(51) CLAUSEN T. D. & coll, « Surpoids et syndrome métabolique à l'âge adulte chez les descendants de mères diabétiques pendant la grossesse », *Journal of the clinical endocrinology and metabolism*, 2009. 94(7) : 2464-70.

(52) COHN B. A. & coll, « DDT et risque de cancer du sein : rôle de l'âge d'exposition », *Environmental health perspectives*, 2007. 115(10) : 1406-14.

(53) COOPER C. & coll, « Origine développementale de l'ostéoporose : rôle de la malnutrition maternelle », *Advances in experimental medicine and biology*, 2009. 646 : 31-9.

(54) CREWS D. & coll, « Empreinte épigénétique transgénérationnelle de la préférence sexuelle », *Proceedings of the national academy of sciences*, 2007. 104(14) : 5942-6.

(55) DABELEA D. & coll, « L'exposition intra-utérine au diabète influence les risques de diabète de type 2 et d'obésité », *Diabetes*, 2000. 49(12) : 2208-11.

(56) DARKE A. J. & coll, « Conséquences intergénérationnelles de la programmation fœtale par exposition intra-utérine aux glucocorticoïdes chez le rat », *American journal of physiology*, 2005. 288(1) : R34-8.

(57) DE ASSIS S. & coll, « Poids de naissance élevé et cancérogenèse mammaire chez le rat», *International journal of cancer*, 2006. 119(7) : 1537-46.

(58) DE ASSIS S. & HILAKIVI-CLARKE L., « Moment de l'exposition aux estrogènes et risque de cancer du sein », *Annals of the New York academy of sciences*, 2006. 1089 : 14-35.

(59) DE KOK I. M. & coll, « Classe sociale dans l'enfance et risque de cancer à l'âge adulte », *Social science and medicine*, 2008. 66(5) : 1131-9.

(60) DIRX M. J. & coll, « Exposition dans l'enfance à la famine hollandaise et risque de cancer du côlon à l'âge adulte », *Cancer*, 2003. 97(1) : 46-55.

(61) DOBLHAMMER G. & coll, « Relation entre la longévité et le mois de naissance », *Exp Gerontol*, 2005. 40(10) : 829-35.

(62) DOLINOY D. C. & coll, « La supplémentation nutritionnelle maternelle chez la souris empêche l'hypométhylation induite par le Bisphénol A », *Proceedings of the national academy of sciences USA*, 2007. 104(32) : 13056-61.

(63) DOLINOY D. C. & coll, « Régulation épigénétique des gènes : lien entre l'environnement précoce et les maladies adultes », *Reproductive toxicology*, 2007. 23(3) : 297-307.

(64) DOLINOY D. C. & coll, « La supplémentation en génistéine modifie la couleur du pelage et la susceptibilité à l'obésité chez la souris en modifiant son épigénome », *Environmental health perspectives*, 2006. 114(4) : 567-72.

(65) DUNN G. A. & BALE T. L., « Une alimentation maternelle riche en graisses augmente la taille et la résistance à l'insuline chez la seconde génération de souris », *Endocrinology*, 2009. 150(11) : 4999-5009.

(66) ELAHI M. M. & coll, « Une alimentation maternelle riche en graisses prédispose sa progéniture à l'hypertension et aux troubles métaboliques », *British journal of nutrition*, 2009. 102(4) : 514-9.

(67) ERIKSSON M. & coll, « Poids de naissance et risque de cancer de la prostate », *Prostate*, 2007. 67(11) : 1247-54.

(68) ERIKSSON J. G. & coll, « Origine prénatale du cancer du poumon », *American journal of human biology*, 2010.

(69) ERIKSSON J. G. & coll, « Relation entre la croissance infantile et le risque d'hypertension plus tard dans la vie », *Hypertension*, 2007. 49(6) : 1415-21.

(70) FELDT K. & coll, « Croissance dans l'enfance et réactivité au stress à l'âge adulte », *Journal of internal medicine*, 2008. 264(1) : 72-82.

(71) FELIX J. F. & coll, « Malformation de l'œsophage chez les enfants dont la mère a été exposée *in utero* au distilbène », *American journal of obstetrics and gynecology*, 2007. 197(1) : 38 e1-5.

(72) FETITA L. S. & coll, « Conséquences sur la descendance d'une exposition intra-utérine au diabète maternel », *Journal of clinical endocrinology and metabolism*, 2006. 91(10) : 3718-24.

(73) FINSTAD S. E. & coll, « Influence du poids de naissance et de la composition corporelle sur le taux de 17 bêta-œstradiol chez la femme jeune », *Cancer causes control*, 2009. 20(2) : 233-42.

(74) FORSEN T. J. & coll, « Croissance infantile des garçons qui développent plus tard une maladie coronaire », *Annals of medicine*, 2004. 36(5) : 389-92.

(75) FOWDEN A. L. & FORHEAD A. J., « Mécanisme hormonal de la programmation intra-utérine », *Reproduction*, 2004. 124(5) : 515-26.

(76) FRAGA M. F. & coll, « Différences épigénétiques chez les vrais jumeaux », *Proceedings of the national academy of sciences USA,* 2005. 102(30) : 10604-9.

(77) FRANKS P. W. & coll, « Obésité infantile, autres facteurs de risque cardiovasculaire et décès prématuré », *New england journal of medicine*, 2010. 362(6) : 485-93.

(78) FRAZIER A. L. & coll, « Relation entre l'alimentation à l'adolescence et le risque futur de cancer du sein », *Cancer causes control*, 2004. 15(1) : 73-82.

(79) FRAZIER A. L. & coll, « Relation entre les graisses consommées à l'adolescence et le risque de cancer du sein », *Breast cancer research,* 2003. 5(3) : R59-64.

(80) FRITSCHI L. & coll, « Gauchère et risque de cancer du sein », *British journal of cancer*, 2007. 97(5) : 686-7.

(81) FROBERG K. & ANDERSEN L. B., « Influence de l'activité physique durant l'enfance sur le risque de maladie cardiovasculaire », *International journal of obesity*, 2006. 29(suppl2) : S34-9.

(82) GALE C. R. & coll, « Relation entre l'alimentation maternelle durant la grossesse et l'épaisseur des carotides chez l'enfant », *Atherosclerosis, thrombosis and vascular biology*, 2006. 26(8) : 1877-82.

(83) GALOBARDES B. & coll, « Contexte socioéconomique dans l'enfance et maladies cardiovasculaires à l'âge adulte », *Annals of epidemiology*, 2006. 16(2) : 91-104.

(84) GALOBARDES B. coll, « Relation entre l'acné à l'adolescence et la mortalité à l'âge adulte », *American journal of epidemiology*, 2005. 161(12) : 1094-101.

(85) GEELHOED J. J. & coll, « Anthropométrie maternelle pendant la grossesse et masse ventriculaire gauche chez la descendance », *Pediatric research*, 2008. 63(1) : 62-6.

(86) GEZMISH O. & coll, « Le déficit maternel en vitamine D provoque une hypertrophie cardiaque dans la descendance chez le rat », *Reproductive sciences*, 2010. 17(2) : 168-76.

(87) GILLESPIE K. M. & coll, « Rôle croissant de l'environnement dans le déterminisme du diabète de type 1 par rapport au profil HLA », *Lancet*, 2004. 364(9446) : 1699-700.

(88) GINESTIER C. & WICHA M. S., « Nombre de cellules souches mammaires comme déterminant du risque de cancer du sein », *Breast cancer research*, 2007. 9(4) : 109.

(89) GLUCKMAN P. D. & coll, « Évènements précoces de la vie et conséquences sur le risque de maladie future », *American Journal of human biology*, 2007. 19(1) : 1-19.

(90) GOLUB M. S. & coll, « Implications en termes de santé publique des perturbations du début de la puberté », *Pediatrics*, 2008. 121(suppl3) : 5218-30.

(91) GONZALEZ ZAPATA L. I. & coll, « Mortalité coronaire associée à la naissance durant la guerre civile d'Espagne », *Gaceta sanitaria*, 2006. 20(5) : 360-7.

(92) GROTMOL T. & coll, « Conditions de vie intra-utérines et risque ultérieur de cancer », *European journal of epidemiology*, 2006. 21(8) : 561-70.

(93) GRUNNET L. & coll, « Relation non génétique entre le poids de naissance et le risque de diabète chez des jumeaux monozygotes », *Journal of internal medicine*, 2007. 262(1) : 96-103.

(94) HALLAN S. & coll, « Effets du retard de croissance intra-utérin sur la fonction rénale au début de l'âge adulte », *American journal of kidney diseases*, 2008. 51(1) : 10-20.

(95) HALLDORSSON T. I. & coll, « Effet de la consommation de poissons gras pendant la grossesse sur le risque de RCIU », *American journal of epidemiology*, 2007. 166(6) : 687-96.

(96) HARDER T. & coll, « Relation entre la durée de l'allaitement et le risque de surpoids au cours de la vie : méta-analyse », *American journal of epidemiology*, 2005. 162(5) : 397-403.

(97) HARDY R. & coll, « Effet de l'âge de la puberté sur le poids et la pression artérielle à l'âge adulte », *Journal of hypertension*, 2006. 24(1) : 59-66.

(98) HAYNES A. & coll, « Facteurs de risque périnatals de diabète de type 1 », *Diabetic medicine*, 2007. 24(5) : 564-70.

(99) HEIJMANS B. T. & coll, « Différences épigénétiques persistantes associées à l'exposition prénatale à la famine chez les

humains », *Proceedings of the national academy of sciences of the USA*, 2008. 105(44) : 17046-9.

(100) HELMSDAL G. & OLSEN S. F., « Fièvre pendant la grossesse et mortalité de la progéniture », *Acta Obstet Gynecol Scand*, 2009. 88(10) : 1145-7.

(101) HERNANDEZ-DIAZ S., « Lègue iatrogénique de l'exposition au distilbène », *Lancet*, 2002. 359(9312) : 1081-2.

(102) HILAKIVI-CLARKE L. & coll, « Exposition intra-utérine à l'alcool augmente la tumorigenèse mammaire chez le rat », *British journal of cancer*, 2004. 90(11) : 2225-31.

(103) HILAKIVI-CLARKE L. & coll, « Modulation par l'alimentation du taux d'estrogènes pendant la grossesse et du risque de cancer du sein chez la descendance », *Clinical cancer research*, 2002. 8(11) : 3601-10.

(104) HO S. M. & coll, « L'exposition développementale à l'œstradiol ou au bisphénol A augmente la susceptibilité au cancer prostatique par un mécanisme épigénétique », *Cancer research*, 2006. 66(11) : 5624-32.

(105) HOLLOWAY A. C. & coll, « Effets transgénérationnels d'une exposition fœtale ou néonatale à la nicotine », *Endocrine*, 2007. 31(3) : 254-9.

(106) HUGHES L. A. & coll, « exposition précoce à la famine et risque de cancer colorectal : rôle des mécanismes épigénétiques », *PLoS one*, 2009. 4(11) : e7951.

(107) HULANICKA B. & coll, « Relation entre une puberté prématurée et le risque d'hypertension et de surpoids à l'âge de 50 ans », *Economics and human biology*, 2006. 5(1) : 48-60.

(108) JADDOE V. W. & coll, « Tabagisme maternel pendant la grossesse et problème de cholestérol chez la progéniture : étude prospective sur 27 ans », *Atherosclerosis*, 2007. 196(1) : 42-8.

(109) JEFFREYS M. & coll, « Corpulence dans l'enfance et risque de cancer à l'âge adulte : étude prospective sur 50 ans de la *Boyd Orr Study* », *International journal of medicine*, 2004. 112(2) : 348-51.

(110) JIMENEZ-CHILLARON J. C. & coll, « Transmission intergénérationnelle de l'intolérance au glucose et de l'obésité chez la souris », *Diabetes*, 2009. 58(2) : 460-8.

(111) JONES A. & coll, « Programmation de la physiologie cardiovasculaire chez l'enfant en fonction du sexe », *European heart journal*, 2008.

(112) KAATI G. & coll, « Réponse transgénérationnelle à la nutrition, conditions de vie précoce et longévité », *European journal of human genetics*, 2007. 15(7) : 784-90.

(113) KAATI G. & coll, « Relation entre le risque de maladie cardiovasculaire ou de diabète et l'alimentation des ascendants », *European journal of human genetics*, 2002. 10(11) : 682-8.

(114) KAHN H. S. & coll, « Les empreintes digitales, marqueur du début de la gestation, sont associées au risque de diabète à l'âge mûr », *International journal of epidemiology*, 2009. 38(1) : 101-9.

(115) KAHN H. S. & coll, « Association entre le diabète de type 1 et le mois de naissance chez de jeunes américains », *Diabetes care*, 2009. 32(11) : 2010-5.

(116) KAIJSER M. & coll, « Facteurs de risque périnataux de la maladie coronarienne : rôles respectifs du poids de naissance et de la durée de gestation », *Circulation*, 2008. 117(3) : 405-10.

(117) KAJANTIE E. & coll, « La pré-éclampsie est associée à un risque accru d'accident vasculaire cérébral à l'âge adulte », *Stroke*, 2009. 40(4) : 1176-80.

(118) KATARI S. & coll, « Méthylation de l'ADN et différences d'expression des gènes chez les enfants conçus *in vitro* et *in vivo* », *Human molecular genetics*, 2009. 18(20) : 3769-78.

(119) KINDBLOM J. M. & coll, « Relation entre l'âge de la puberté et la distribution centrale de l'adiposité à l'âge adulte », *Diabetes*, 2006. 55(11) : 3047-52.

(120) KITTLESON M. M. & coll, « Association entre le statut socioéconomique durant l'enfance et le risque de maladie coronarienne à l'âge adulte », *Archives of internal medicine*, 2006. 166(21) : 2356-61.

(121) KNACKSTEDT M. K. & coll, « Stress maternel pendant la grossesse et conséquences chez la descendance », *American journal of reproductive immunology*, 2005. 54(2) : 63-9.

(122) KORDE L. A. & coll, « Effets du soja sur le risque de cancer du sein selon l'âge de consommation », *Journal of the national cancer institute*, 2006. 18(4) : 1050-9.

(123) KOTSOPOULOS J. & coll, « Le déficit en folates durant l'enfance augmente la méthylation à l'âge adulte chez le rat », *Journal of nutrition*, 2008. 138(4) : 703-9.

(124) KOUPIL I. & coll, « Mortalité par cancer chez les femmes et les hommes ayant survécu au siège de Leningrad en 1941-1944 », *International journal of cancer*, 2009. 124(6) : 1416-21.

(125) KOUPIL I. & coll, « Pression artérielle, hypertension et mortalité cardiovasculaire chez les survivants du siège de Leningrad », *European journal of epidemiology*, 2007. 22(4) : 223-34.

(126) KUSANO A. S. & coll, « Relation entre la taille des seins et l'incidence du cancer du sein avant la ménopause », *International journal of cancer*, 2006. 118(8) : 2031-4.

(127) KUUSISTO H. & coll, « Concordance et héritabilité de la sclérose en plaques en Finlande », *European journal of neurology*, 2008. 15(10) : 1106-10.

(128) LAERUM B. N. & coll, « Jeune âge maternel à l'accouchement et risque d'asthme à l'âge adulte chez la descendance », *Respiratory medicine*, 2007. 101(7) : 1431-8.

(129) LAGIOU P. & coll, « Croissance néonatale et risque de cancer du sein à l'âge adulte », *British journal of cancer*, 2008. 117(3) : 494-8.

(130) LAGIOU P. & coll, « Relation entre la taille maternelle et le risque de cancer du sein chez sa descendance », *International journal of cancer*, 2005. 99(9) : 1544-8.

(131) LAKSHMAN R. & coll, « Âge des premières règles et risque de diabète à l'âge adulte », *Diabetologia*, 2008. 51(5) : 781-6.

(132) LAMMI N. & coll, « Effet de l'ordre de naissance et de l'âge parental sur le risque de diabète chez l'adulte jeune », *Diabetologia*, 2007. 50(12) : 2433-8.

(133) LAWLOR D. A. & coll, « Relation entre le niveau social pendant l'enfance et mortalité », *American journal of epidemiology*, 2006. 164(9) : 907-15.

(134) LAWLOR D. A. & coll, « Petit poids de naissance et risque de maladie coronaire ou d'accident vasculaire cérébral », *Circulation*, 2005. 112(10) : 1414-8.

(135) LEUNISSEN R. W. & coll, « Moment de survenue et vitesse de croissance au cours de la première année de vie associés au risque de maladie cardiovasculaire et de diabète », *Journal of the american medical association*, 2009. 301(21) : 2234-42.

(136) LI C. I. & coll, « Relation entre l'âge auquel la taille définitive est atteinte et le risque de cancer du sein », *Cancer epidemiology biomarkers and prevention*, 2007. 16(10) : 2144-9.

(137) LI L. & coll, « Influences intergénérationnelles de l'indice de masse corporelle dans l'enfance », *American journal of clinical nutrition*, 2009. 89(2) : 551-7.

(138) LI L. & coll, « Trajectoires de croissance de l'enfance à l'âge adulte de deux cohortes britanniques de 1946 et de 1958 », *American journal of epidemiology*, 2008. 168(9) : 1008-15.

(139) LI S. & coll, « L'exposition développementale au DES altère la méthylation du gène de la lactoferrine dans l'utérus de la souris », *Cancer research*, 1997. 57(19) : 4356-9.

(140) LI Y. F. & coll, « Risque accru d'asthme infantile si la grand-mère ou la mère a fumé pendant la grossesse », *Chest*, 2005. 127(4) : 1232-41.

(141) LINOS E. & coll, « Consommation de viandes rouges à l'adolescence et risque de cancer du sein avant la ménopause », *Cancer epidemiology biomarkers and prevention*, 2008. 17(8) : 2146-51.

(142) LO C. Y & coll, « Une alimentation riche en graisses pendant la grossesse chez le rat induit plus de tumeurs mammaires chez la progéniture qu'une alimentation riche en graisses après la naissance », *International journal of cancer*, 2009. 125(4) : 767-73.

(143) LOF M. & coll, « Relation entre le poids de naissance et les cancers féminins », *British journal of cancer*, 2007. 96(1) : 134-6.

(144) LOOMBA R. & coll, « Obésité parentale et taux de transaminases chez la descendance », *Gastroentérology*, 2008. 134(4) : 953-9.

(145) LUCAS R. M. & coll, « Implications à long terme du statut périnatal en vitamine D », *Nutrition reviews*, 2008. 66(12) : 710-20.

(146) LUSSANA F. & coll, « L'exposition prénatale à la famine hollandaise est associée à l'attirance pour les graisses et à la tendance au profil lipidique athérogène », *American journal of clinical nutrition*, 2008. 88(6) : 1648-52.

(147) MAMUN A. A. & coll, « Association entre gain de poids pendant la grossesse et IMC et pression artérielle à l'âge de 21 ans », *Circulation*, 2009. 119(13) : 1720-7.

(148) MARTIN R. M. & coll, « Allaitement au sein et facteurs de risque, incidence et mortalité cardiovasculaires », *Journal of epidemiology and community health*, 2005. 59(2) : 121-9.

(149) MARTIN R. M. & coll, « Synthèse des études portant sur le lien entre l'allaitement maternel et le cancer à l'âge adulte », *Journal of the national cancer institute*, 2005. 97(19) : 1446-57.

(150) MARTIN R. M. & coll, « Relation entre la croissance parentale pendant l'enfance et le poids de naissance de la descendance », *Epidemiology*, 2004. 15(3) : 308-16.

(151) MASTROENI D. & coll, « Différences épigénétiques dans les neurones corticaux chez des jumeaux monozygotes discordants pour la maladie d'Alzheimer », *PLoS one*, 2009. 4(8) : e6617.

(152) MATY S. C. & coll, « milieu social dans l'enfance et risque de diabète de type 2 à l'âge adulte », *American journal of public health*, 2008. 98(8) : 1486-94.

(153) MAYNARD M. & coll, « Relation entre la consommation de fruits et légumes dans l'enfance et le risque de cancer à l'âge adulte », *Journal of epidemiology and community health*, 2003. 57(3) : 218-25.

(154) Mc CARRON P. & coll, « Relation entre le diabète de type 2 chez les grands-parents et le poids de naissance élevé chez les enfants et petits-enfants », *Journal of epidemiology and community health*, 2004. 58(6) : 517-22.

(155) Mc CORMACK V. A. & coll, « Caractéristiques de naissance et risque de cancer à l'âge adulte », *International journal of cancer*, 2005. 115(4) : 611-7.

(156) Mc CORMACK V. A. & coll, « Croissance fœtale et risque ultérieur de cancer du sein », *British medical journal*, 2003. 326(7383) : 248.

(157) Mc GRATH J. J. & coll, « Fluctuation saisonnière du poids de naissance et de la longueur de membres du nouveau-né », *Early human development*, 2005. 81(7) : 609-18.

(158) Mc GOWAN P. O. & coll, « Régulation épigénétique des récepteurs aux glucocorticoïdes dans le cerveau humain d'individus maltraités dans l'enfance », *Nature neuroscience*, 2009. 12(3) : 342-8.

(159) MEANEY M. J., « Soins maternels, expression des gènes et transmission de génération en génération des différences de réactivité au stress », *Annual review of neuroscience*, 2001. 24 : 1161-92.

(160) MEAS T. & coll, « Relation entre un petit poids de naissance et le risque d'obésité à l'âge adulte », *Journal of clinical endocrinology and metabolism*, 2008. 93(10) : 3804-9.

(161) MICHELS K. B. & XUE F., « Rôle du poids de naissance dans le risque de cancer du sein », *International journal of cancer*, 2006. 119(9) : 2007-25.

(162) MICHELS K. B. & coll, « Relation entre l'alimentation infantile préscolaire et le risque de cancer du sein à l'âge adulte », *International journal of cancer*, 2006. 118(8) : 749-54.

(163) MILEI J. & coll, « Lésions prénatales ou infantiles d'athérosclérose coronarienne », *Canadian journal of cardiology*, 2008. 24(2) : 137-41.

(164) MILLER G. E. & coll, « L'origine sociale défavorisée laisse une empreinte biologique », *Proceedings of the national academy of sciences of the USA*, 2009. 106(34) : 14716-21.

(165) MILLER D. B. & O'CALLAGHAN J. P., « Les évènements précoces de la vie contribuent-ils au développement ultérieur des maladies de Parkinson et d'Alzheimer », *Metabolism*, 2008. 57(suppl2) : S44-9.

(166) MISRA D. P. & coll, « Impact du tabagisme maternel sur le poids de naissance à travers les générations », *Epidemiology*, 2005. 16(3) : 288-93.

(167) MORITZ K. M. & coll, « Programmation développementale d'une réduction des néphrons du rein », *American journal of physiology*, 2009. 296(1) : F1-9.

(168) MUNOZ-DE-TORO M. & coll, « L'exposition périnatale au BPA altère le développement mammaire péripubertaire chez la souris », *Endocrinology*, 2005. 146(9) : 4138-47.

(169) MURGATROYD C. & coll, « La méthylation de l'ADN programme les effets délétères du stress subi tôt dans la vie », *Nature neuroscience*, 2009. 12(12) : 1559-66.

(170) MYRUP C. & coll, « Risque de cancer du testicule chez la première et la deuxième génération d'immigrants du Danemark », *Journal of the national cancer institute*, 2008. 100(1) : 41-7.

(171) NESS A. R. & coll, « Influence de l'alimentation dans l'enfance sur la mortalité à l'âge adulte », *Heart*, 2005. 91(7) : 894-8.

(172) NEWBOLD R. R. & coll, « Exposition périnatale aux toxiques présents dans l'environnement et épidémie d'obésité », *Reproductive toxicology*, 2007. 23(3) : 290-6.

(173) NEWBOLD R. R. & coll, « Risque accru de tumeurs chez les souris issues de mères ayant été exposées au distilbène au cours de leur développement », *Carcinogenesis*, 1998. 19(9) : 1655-63.

(174) NG S. P. & coll, « L'exposition prénatale à la fumée de cigarette induit une dyslipidémie et un gain de poids chez la souris adulte », *Environmental health perspectives*, 2009. 117(7) : 1042-8.

(175) NILSEN T. I. & coll, « Taille à la naissance et risque de cancer colorectal à l'âge adulte », *Gut,* 2005.

(176) NILSEN T. I. & coll, « Taille à la naissance et risque de cancer de la prostate », *International journal of cancer,* 2005. 113(6) : 1002-4.

(177) NILSSON E. & coll, « Effets épigénétiques transgénérationnels des perturbateurs endocriniens sur la lignée féminine », *Reproduction*, 2008. 135(5) : 713-21.

(178) NOBILI V. & coll, « Petit poids de naissance et croissance de rattrapage sont associées au syndrome métabolique : revue systématique », *Pediatric endocrinology review*, 2008. 6(2) : 241-7.

(179) OBERLANDER T. F. & coll, « Exposition à la dépression maternelle pendant la grossesse, méthylation néonatale du gène NR3C1 et réponse au stress dans l'enfance », *Epigenetics*, 2008. 3(2) : 97-106.

(180) OLIVER H. & coll, « La croissance précoce prédit la solidité osseuse à l'âge adulte », *Bone*, 2007. 41(3) : 400-5.

(181) OLSEN S. F. & coll, « La consommation de lait pendant la grossesse augmente le poids de naissance du bébé », *American journal of clinical nutrition*, 2007. 86(4) : 1104-10.

(182) OSMOND C. & coll, « Croissance infantile et risque d'AVC à l'âge adulte », *Stroke*, 2007. 38(2) : 264-70.

(183) OWEN C. G. & coll, « L'allaitement au sein conduit-il à un taux sanguin plus bas de cholestérol ? », *American journal of clinical nutrition*, 2008. 88(2) : 305-14.

(184) OWEN C. G. & coll, « Allaitement au sein et risque futur de diabète de type 2 », *American journal of clinical nutrition*, 2006. 84(5) : 1043-54.

(185) PAINTER R. C. & coll, « Effets transgénérationnels de l'exposition prénatale à la famine hollandaise sur l'adiposité néonatale et la santé à long terme », *BJOG*, 2008. 115(10) : 1243-9.

(186) PAINTER R. C. & coll, « Exposition prénatale à la famine hollandaise et maladies plus tard dans la vie », *Reproductive toxicology*, 2005. 20(3) : 345-52.

(187) PAINTER R. C. & coll, « Microalbuminurie chez les adultes exposés avant la naissance à la famine hollandaise », *Journal of the american society of nephrology*, 2005. 16(1) : 189-94.

(188) PALINSKI W. & coll, « Programmation développementale : influence de l'hypercholestérolémie maternelle et de l'immunité sur la susceptibilité à l'athérosclérose », *Nutrition reviews*, 2007. 65(12Pt2) : S182-7.

(189) PALMER J. R. & coll, « Exposition prénatale au Distilbène et risque futur de cancer du sein », *Cancer epidemiology biomarkers and prevention*, 2006. 15(8) : 1509-14.

(190) PANDEY M. & coll, « La déméthylation et le remodelage de la chromatine par les polyphénols du thé vert conduisent à la réexpression du gène GSTP1 dans les cellules cancéreuses de la prostate chez l'humain », *International journal of cancer*, 2009. 126(11) : 2520-33.

(191) PARIKH N. I. & coll, « Une maladie coronaire prématurée chez les parents prédit la présence de calcifications artérielles chez les descendants de la 3ème génération », *Circulation*, 2007. 116(13) : 1473-81.

(192) PATEL M. S. & coll, « Programmation métabolique : rôle de la nutrition dans la vie postnatale », *Journal of inherited metabolic disease*, 2OO8. 32(2) : 218-28.

(193) PEMBREY M. E. & coll, « Réponse transgénérationnelle spécifique au sexe, *via* la lignée germinale mâle,

dans l'espèce humaine », *European journal of human genetics*, 2006. 14(2) : 159-66.

(194) PERERA F. & coll, « Implication de la méthylation du gène ACSL3 dans la relation entre l'exposition intra-utérine aux hydrocarbures aromatiques polycycliques et l'apparition d'un asthme dans l'enfance », *Public Library of science medicine*, 2009. 4(2) : e4488.

(195) PINHEIRO A. R. & coll, « La restriction protéique pendant la gestation ou l'allaitement entraîne des effets transgénérationnels sur la biométrie et le métabolisme glucidique chez le rat », *Clinical science*, 2008. 114(5) : 381-92.

(196) PONS J. C. & coll, « Hypospadias chez les garçons de mères exposées *in utero* au diéthylstilbestrol (DES) », *Prenatal diagnosis*, 2005. 25(5) : 418-9.

(197) POULSEN P. & coll, « Risque accru de diabète de type 2 chez les jumeaux », *Diabetes*, 2009. 58(6) : 1350-5.

(198) POULSEN P. & coll, « Bases épigénétiques de la discordance des vrais jumeaux pour les maladies liées à l'âge », *Pediatric research*, 2007. 61(5Pt2) : 38R-42R.

(199) RAIKKONEN K. & coll, « Dépression chez les jeunes adultes de très petit poids de naissance : étude de Helsinki », *Archives of general psychiatry*, 2008. 65(3) : 290-6.

(200) RASSOULZADEGAN M. & coll, « Hérédité non-mendélienne chez la souris », *Nature*, 2006. 441(7092) : 469-74.

(201) REMSBERG K. E. & coll, « Relation entre la puberté prématurée et les facteurs de risque cardiovasculaire chez les adolescentes », *Journal of clinical endocrinology and metabolism*, 2005. 90(5) : 2718-24.

(202) REUSENS B. & coll, « Déterminants fœtaux du diabète de type 2 », *Current drug targets*, 2007. 8(8) : 935-41.

(203) REYNOLDS R. M. & coll, « Influence de l'alimentation maternelle pendant la grossesse sur la réponse au stress à l'âge adulte », *Journal of clinical endocrinology and metabolism*, 2007. 92(6) : 2208-10.

(204) RICH-EDWARDS J. W. & coll, « Relation entre l'allaitement au sein dans la petite enfance et le risque de maladie cardiovasculaire à l'âge adulte », *Epidemiology,* 2004. 15(5) : 550-6.

(205) RISNES K. R. & coll, « Poids relatif du placenta par rapport au poids de naissance et mortalité cardiovasculaire à long terme », *American journal of epidemiology*, 2009. 170(5) : 622-31.

(206) RISNES K. R. & coll, « Taille de la tête à la naissance et mortalité coronarienne à l'âge adulte », *International journal of epidemiology*, 2009. 38(4) : 955-62.

(207) ROOS M. D. & coll, « Relation entre l'ordre de naissance et le risque allergique futur », *Pediatric allergy and immunology*, 2004.

(208) ROSEBOOM T. J. & coll, « Exposition intra-utérine à la famine hollandaise et risque de maladie à l'âge adulte », *Twin research*, 2001. 4(5) : 293-8.

(209) ROSEBOOM T. J. & coll, « Maladie coronarienne après exposition à la famine hollandaise de 1945 », *Heart*, 2000. 84(6) : 595-8.

(210) RUDER E. H. & coll, « Facteurs de risque précoces de cancer du sein : premiers stades de la vie, enfance, adolescence », *Clinical breast cancer*, 2008. 8(4) : 334-42.

(211) SALAMA R. & coll, « Exposition maternelle aux polluants atmosphériques liés au trafic automobile et poids de naissance des enfants », *Environmental health perspectives*, 2007.

(212) SALIAN S. & coll, « Altération du profil d'expression des récepteurs testiculaires chez la descendance mâle de rats exposés au bisphénol A autour de la naissance », *Life science*, 2009. 85(1-2) : 11-8.

(213) SALONEN M. K. & coll, « Rôle de la croissance infantile sur le risque de syndrome métabolique chez les hommes et les femmes obèses », *Diabetes and metabolisme*, 2009. 35(2) : 94-100.

(214) SATO K. & co, « L'exposition néonatale au DES altère la méthylation de l'épididyme de la souris », *Endocrine journal*, 2006. 53(3) : 331-7.

(215) SAVARESE T. M. & coll, « Corrélation entre les taux hormonaux à la naissance et le nombre de cellules souches : en faveur de l'origine fœtale du cancer du sein », *Breast cancer research*, 2007. 9(3) : R29.

(216) SAVARESE T. M. « Cellules souches du sein et origine précoce du cancer du sein », *Stem cell reviews*, 2006. 2(2) : 103-10.

(217) SCHACK-NIELSEN L. & coll, « Déterminants précoces de la rigidité artérielle chez l'enfant », *British journal of nutrition*, 2005. 94(6) : 1004-11.

(218) SCHLINZIG T. & coll, « Modulation épigénétique à la naissance – altération de la méthylation de l'ADN dans les globules blancs après naissance par césarienne », *Acta paediatrica*, 2009. 98(7) : 1096-9.

(219) SELLERS T. A. & coll, « Relation entre le mode de vie infantile et la densité mammaire à l'âge adulte », *American journal of epidemiology*, 2007. 166(4) : 456-64.

(220) SELLING K. E. & coll, « Effets transgénérationnels de la prématurité et du retard de croissance intra-utérin », *BJOG*, 2006. 113(4) : 430-40.

(221) SIE K. K. & coll, « La supplémentation en acide folique pendant la vie intra-utérine ou la lactation diminue le développement précoce de la glande mammaire », *Cancer letters*, 2009. 280(1) : 72-7.

(222) SILVA IDOS S. & coll, « Gabarit de naissance et risque de cancer du sein : revue de 32 études », *Public library of science medicine*, 2008. 5(9) : e193.

(223) SIN D. D. & coll, « Poids de naissance et risque d'asthme », *Archives of pediatrics and adolescent medicine*, 2004. 158(1) : 60-4.

(224) SINCLAIR K. D. & coll, « Méthylation de l'ADN, résistance à l'insuline et pression artérielle chez les descendants en

fonction du statut nutritionnel de la mère », *Proceedings of the national academy of sciences of USA*, 2007. 104(49) : 19351-6.

(225) SINGHAL A. & coll, « Relation entre la croissance postnatale et le risque cardiovasculaire ultérieur », *Circulation*, 2004. 109(9) : 1108-13.

(226) SKILTON M. R. & coll, « Épaississement aortique dès la naissance en cas de retard de croissance intra-utérin», *Lancet*, 2005. 365(9469) : 1484-6.

(227) SKINNER M. K. & ANWAY M. D., « Effets épigénétiques transgénérationnels de la vinclozoline sur le développement de maladies et de cancers », *Critical reviews in oncogenesis*, 2007. 13(1) : 75-82.

(228) SLOBODA D. M. & coll, « influence pré et postnatale de l'âge de survenue de la puberté », *Journal of clinical endocrinology and metabolism*, 2007. 92(1) : 46-50.

(229) SMITH J. & coll, « Effet de la perte de poids maternel par la chirurgie sur la transmission intergénérationnelle de l'obésité », *Journal of clinical endocrinology and metabolism*, 2009. 94(11) : 4275-83.

(230) SMITS L. & coll, « Faible poids de naissance des nouveau-nés hollandais qui étaient *in utero* pendant l'attaque du 11 septembre 2001 », *Journal of psychosomatic research*, 2006. 61(5) : 715-7.

(231) SOMM E. & coll, « Exposition prénatale à la nicotine altère précocement le pancréas et le tissu adipeux », *Endocrinology*, 2008. 149(12) : 6289-99.

(232) SOUZEAU E. & coll, « Relation entre l'alimentation maternelle et le risque d'hypertrophie cardiaque chez le rat », *American journal of physiology*, 2005. 289(2) : H715-21.

(233) SPAREN P. & coll, « Mortalité à long terme après privation durant le siège de Leningrad », *British medical journal*, 2004. 328(7430) : 11

(234) SPINELLI S. & coll, « Le stress précoce provoque des changements morphologiques permanents du cerveau chez le singe », *Archives of general psychiatry*, 2009. 66(6) : 658-65.

(235) SRINIVASAN M. & coll, « Héritage sur plusieurs générations de la programmation acquise après la naissance sous l'effet d'un allaitement enrichi en sucres », *American journal of physiology*, 2008. 295(4) : E895-903.

(236) St CLAIR D. & coll, « Fréquence de la schizophrénie chez les adultes exposés avant la naissance à la famine chinoise de 1959-1961 », *Journal of the american medical association*, 2005. 294(5) : 557-62.

(237) STERN D. A. & coll, « Prédisposition précoce à la bronchopneumopathie chronique obstructive », *Lancet*, 2007. 370(9589) : 758-64.

(238) STEWART T. & coll, « Rôle de l'apport alimentaire en sodium après la naissance chez des rats programmés à l'hypertension artérielle avant leur naissance », *Pediatric nephrology*, 2009. 24(9) : 1727-33.

(239) SUTCLIFFE S. & coll, « Relation entre l'acné à l'adolescence et le risque futur de cancer de la prostate », *International journal of cancer*, 2007. 121(12) : 2688-92.

(240) SVENSSON E. & coll, « Rôle de l'environnement fœtal dans le risque futur de cancer du côlon », *Cancer causes control,* 2005. 16(3) : 215-23.

(241) SYDDALL H. E. & coll, « Rôle du poids de naissance et de la croissance infantile sur la mortalité à l'âge adulte : cohorte de Hertfordshire », *American journal of epidemiology,* 2005. 161(11) : 1074-80.

(242) TAMASHIRO K. L. & coll, « Le stress prénatal et l'alimentation maternelle ou néonatale riche en graisses augmente la susceptibilité à l'obésité chez le rat », *Diabetes*, 2009. 58(5) : 1116-25.

(243) TAMMINGA J. & coll, « Irradiation crânienne paternelle, dommages sur la lignée germinale et altérations épigénétiques chez la descendance », *Cell cycle*, 2008. 7(9) : 1238-45.

(244) TENNANT P. W. & coll, « Facteurs prédictifs de la fonction pulmonaire », *Thorax*, 2008. 63(9) : 823-30.

(245) TEQUEANES A. L. & coll, « Anthropométrie maternelle avant la grossesse associée à l'IMC et le tour de taille à l'âge de 23 ans », *Journal of nutrition*, 2009. 139(4) : 750-4.

(246) TERRY D. F. & coll, « Caractéristiques des descendants des parents à longue vie », *Archives of internal medicine*, 2007. 167(5) : 438-44.

(247) TERRY M. B. & coll, « Facteurs influençant le taux de méthylation de l'ADN chez la femme », *Cancer epidemiology biomarkers and prevention*, 2008. 17(9) : 2306-10.

(248) THOMPSON D. R. & coll, « Relation entre le surpoids à l'adolescence et le risque coronarien », *Journal of pediatrics*, 2007. 150(1) : 18-25.

(249) TITUS-ERNSTOFF L. & coll, « Descendance des femmes exposées *in utero* au distilbène : effets sur la 3ème génération », *Epidemiology*, 2008. 19(2) : 251-7.

(250) TOBI E. W. & coll, « Les changements de la méthylation de l'ADN après exposition prénatale à la famine dépendent du moment et du sexe », *Human molecular genetics*, 2009. 18(21) : 4046-53.

(251) TROISI R. & coll, « Exposition prénatale au diéthylstilbestrol et risque ultérieur de cancer du sein », *International journal of cancer*, 2007. 121(2) : 356-60.

(252) VAISERMAN A. M. & VOITENKO V. P., « Programmation précoce de la longévité adulte », *Journal of anti-aging medicine*, 2003. 6(1) : 11-20.

(253) VANDENBERG L. N. & coll, « L'exposition périnatale au xénoestrogène bisphénol A induit une hyperplasie mammaire à l'âge adulte chez la souris », *Reproductive toxicology*, 2008. 26(3-4) : 210-9.

(254) VAN DER POLS J. C. & coll, « Consommation de produits laitiers dans l'enfance et risque de cancer à l'âge adulte », *American journal of clinical nutrition*, 2007. 86(6) : 1722-9.

(255) VAN LIESHOUT R. J. & coll, « Diabète pendant la grossesse et risque de schizophrénie chez la descendance », *Journal of psychiatry and neuroscience*, 2008. 33(5) : 395-404.

(256) VATTEN L. J. & coll, « Relation entre la taille à la naissance et le risque de cancer du sein à l'âge adulte », *International journal of cancer*, 2005. 114(3) : 461-4.

(257) VICKERS M. H. & coll, « Programmation métabolique chez le rat soumis à une sous-nutrition », *Endocrinology*, 2008.

(258) WAGNER K. D. & coll, « Transmission par l'ARN d'une hypertrophie cardiaque chez la souris », *Developmental cell*, 2008. 14(6) : 962-9.

(259) WARRI A. & coll, « Rôle de la consommation de génistéine dans la modification du risque de cancer du sein », *British journal of cancer*, 2008. 98(9) : 1485-93.

(260) WATERLAND R. A. & MICHELS K. B., « Épidémiologie épigénétique de l'origine développementale », *Annual review of nutrition*, 2007. 27 : 363-88.

(261) WATERLAND R. A. & coll, « La supplémentation maternelle en donneurs de méthyle prévient l'amplification transgénérationnelle de l'obésité », *International journal of obesity*, 2008. 32(9) : 1373-9.

(262) WEAVER I. C. & coll, « Réversibilité de la programmation épigénétique de la réponse au stress chez le rat », *Journal of neuroscience*, 2005. 25(47) : 11045-54.

(263) WEAVER I. C. & coll, « Programmation épigénétique par le comportement maternel », *Nature neuroscience*, 2004. 7(8) : 847-54.

(264) WENDLER C.C. & coll, « L'exposition de l'embryon à la caféine provoque des effets délétères à l'âge adulte », *FASEB journal*, 2008. 23(4) : 1272-8.

(265) WHINCUP P. H. & coll, « Relation entre le poids de naissance et le diabète de type 2 : revue des études », *Journal of the american medical association*, 2008. 300(24) : 2886

(266) WHITE S. L. & coll, « Un petit poids de naissance est-il un facteur de risque de maladies chronique du rein ? Revue des études », *American journal of kidney disease*, 2009. 54(2) : 248-61.

(267) WILLER C. J. & coll, « Relation entre le mois de naissance et le risque ultérieur de sclérose en plaques », *British medical journal*, 2005. 330(7483) 120.

(268) XUE F. & coll, « Facteurs de risque intra-utérins du cancer du sein », *Lancet oncology*, 2007. 8(12) : 1088-100.

(269) YEHUDA R. & BIERER L. M., « Transmission transgénérationnelle du stress », *progress in brain research*, 2008. 167 : 121-35.

(270) YIP B. H. & coll, « Relation entre l'âge parental et le risque de cancer dans l'enfance », *International journal of epidemiology*, 2006. 35(6) : 1495-503.

(271) YU Z. & coll, « L'indole-3-carbinol dans l'alimentation maternelle induit une chimioprévention contre la cancérogenèse liée au dibenzopyrène », *Carcinogenesis*, 2006. 27(10) : 2116-23.

SOMMAIRE

Acteurs de la Science

Collection dirigée par Richard Moreau, professeur honoraire à l'Université de Paris XII et Claude Brezinski, professeur émérite à l'Université de Lille

La collection Acteurs de la Science est consacrée à des études sur les acteurs de l'épopée scientifique moderne ; à des inédits et à des réimpressions de mémoires scientifiques anciens ; à des textes consacrés en leur temps à de grands savants par leurs pairs ; à des évaluations sur les découvertes les plus marquantes et la pratique de la Science.

Dernières parutions

Henri DELORNA, *Les Tribulations d'Henri en Pologne occupée (1941-1945). Témoignage*, 2010.
J BOULAINE, R. MOREAU, P. ZERT, *Éléments d'histoire agricole et forestière*, 2010.
Jean CÉA, *Une vie de mathématicien. Mes émerveillements*, 2010.
Bernard FAIDUTTI, *Copernic, Kepler, Galilée face aux pouvoirs*, 2010.
David HANNI, *Rencontres avec des guérisseurs. Magnétiseurs, radiesthésistes et rebouteux en Champagne-Ardenne*, 2010.
Richard MOREAU, *Pasteur et Besançon. Naissance d'un génie*, 2009.
Jean Dominique BOURZAT, *Une dynastie de jardiniers et de botanistes : les Richard. De Louis XV à Napoléon III*, 2009.
Thomas de Vittori, *Les notions d'espace en géométrie*, 2009.
René Vallery-Radot, *La Vie de Pasteur*, 2009.
Roger Teyssou, *Une histoire de l'ulcère gastro-duodénal*, 2009.
Nausica Zaballos, *Le système de santé navajo. Savoirs rituels et scientifiques de 1950 à nos jours*, 2009.
Jérôme Janicki, *Le drame de la thalidomide. Un médicament sans frontières, 1956-2009*, 2009.
Etienne Mollier, *Mémoires d'un inventeur. De la photographie 35 mm au rétroprojecteur 1876-1962*, 2009.
Pierre de Félice, *Histoire de l'optique*, 2009.

L'HARMATTAN, ITALIA
Via Degli Artisti 15 ; 10124 Torino

L'HARMATTAN HONGRIE
Könyvesbolt ; Kossuth L. u. 14-16
1053 Budapest

L'HARMATTAN BURKINA FASO
Rue 15.167 Route du Pô Patte d'oie
12 BP 226
Ouagadougou 12
(00226) 76 59 79 86

ESPACE L'HARMATTAN KINSHASA
Faculté des Sciences Sociales,
Politiques et Administratives
BP243, KIN XI ; Université de Kinshasa

L'HARMATTAN GUINÉE
Almamya Rue KA 028
En face du restaurant le cèdre
OKB agency BP 3470 Conakry
(00224) 60 20 85 08
harmattanguinee@yahoo.fr

L'HARMATTAN CÔTE D'IVOIRE
M. Etien N'dah Ahmon
Résidence Karl / cité des arts
Abidjan-Cocody 03 BP 1588 Abidjan 03
(00225) 05 77 87 31

L'HARMATTAN MAURITANIE
Espace El Kettab du livre francophone
N° 472 avenue Palais des Congrès
BP 316 Nouakchott
(00222) 63 25 980

L'HARMATTAN CAMEROUN
BP 11486
(00237) 458 67 00
(00237) 976 61 66
harmattancam@yahoo.fr